告别与延续

器官移植的伦理审视

江一峰◎主　编
施　敏　杨　阳　周吉银◎副主编

上海科学技术出版社

图书在版编目（CIP）数据

告别与延续 ：器官移植的伦理审视 / 江一峰主编.
上海 ：上海科学技术出版社，2024. 12. -- ISBN 978-7-
5478-7004-4

Ⅰ．R617

中国国家版本馆CIP数据核字第2024EW7681号

告别与延续：器官移植的伦理审视

主编：江一峰

副主编：施敏　杨阳　周吉银

插画：施咏梅

上海世纪出版(集团)有限公司
上 海 科 学 技 术 出 版 社　出版、发行
(上海市闵行区号景路 159 弄 A 座 9F－10F)
邮政编码 201101　　www.sstp.cn

江阴金马印刷有限公司印刷
开本 787×1092　1/16　印张 12.75
字数 220 千字
2024 年 12 月第 1 版　2024 年 12 月第 1 次印刷
ISBN 978－7－5478－7004－4/R·3182
定价：99.00 元

内容提要

本书计 5 篇 19 章,从移植医学与移植伦理、器官捐献、器官分配、活体器官移植和器官移植伦理经验借鉴和展望等角度,对器官移植领域的伦理问题进行了较为系统地阐述以及深入的思考。本书收录了 9 个器官移植伦理学领域的案例,通过案例的解读,帮助读者理解相关规定,非常有价值。对美国与西班牙两个国家关于器官移植伦理制度的介绍以及对我国器官移植伦理实践的一些建议,可以为相关领域工作的开展提供一定的借鉴。

全书科学性、可读性强,可供相关专业人士和感兴趣的普通公众学习、参考。

生命的意义

有这样一群人,当生命走向尽头,他们没有对命运低头,而是以馈赠礼物的方式,赋予他人新生。他们以大爱无疆的胸怀和勇敢无畏的行动,阐释了生命的意义。

——本书编委会

大爱延续

多年以后，
我们已经融为一体，
带你到处去看晴空万里；
多年过去，
我们已经共生一体，
带你去看世界，花开四季。

——《生命的延续》部分歌词

（词：冯殿国）

编委会

主　编

江一峰·上海交通大学医学院附属第一人民医院(上海市第一人民医院)

副主编(按姓氏拼音排序)

施　敏·上海交通大学医学院附属新华医院

杨　阳·大连医科大学

周吉银·陆军军医大学第二附属医院(新桥医院)

编　委(按姓氏拼音排序)

丁　瀚·上海交通大学医学院附属新华医院

耿雯倩·上海交通大学医学院附属第一人民医院

顾劲扬·上海交通大学医学院附属新华医院[①]

黄琦程·上海交通大学医学院附属新华医院

李　枞·中国医科大学

刘　璐·陆军军医大学第二附属医院

陶　然·上海德济医院

朱　万·上海交通大学医学院附属第一人民医院

[①]　顾劲扬于 2017 年 10 月至 2022 年 7 月在上海交通大学医学院附属新华医院工作,后在华中科技大学同济医学院附属协和医院工作。

主编及副主编简介

主　编

江一峰

　　医学硕士,研究员,上海交通大学医学院附属第一人民医院(上海市第一人民医院)医学伦理委员会委员、实验动物伦理委员会副主任委员。美国西部伦理委员会访问学者。担任上海市器官移植伦理实践基地和上海市高风险医疗技术伦理实践基地负责人。从事医院管理研究与教学,主要研究方向为器官移植伦理和临床研究伦理,负责国家社会科学基金和上海市卫生健康委科研基金等多项科研项目。

副主编（按姓氏拼音排序）

施　敏

公共管理硕士,政工师,上海交通大学医学院附属新华医院医学伦理办公室主任。上海市医学伦理学会副秘书长,是上海市科普作家协会会员。长期从事临床研究伦理审查、培训、教学和医院伦理委员审查能力建设工作。

杨　阳

哲学博士,副教授,大连医科大学医学伦理学教研室教师,大连医科大学杂志社副社长,《医学与哲学》杂志编辑部主任。新西兰奥塔哥大学、美国匹兹堡大学访问学者。中华医学会医学伦理学分会秘书长,中国自然辩证法研究会理事,辽宁省医学会医学伦理学分会常务理事等。主要研究方向为生命伦理学、科研伦理和科技哲学,主持多项省市级社科基金项目。参编《医学伦理学》《医患沟通学》等多部国家级规划教材。

周吉银

药理学博士,副研究员,硕士生导师,博士后,陆军军医大学等机构医学伦理委员会委员。英国、美国和加拿大访问学者。中华医学会医学伦理学分会国际合作与交流学组委员,重庆市科技伦理学会副秘书长和理事,《中国医学伦理学》杂志编委和青年编委副主委等。从事医学伦理学研究,主持国家自然科学基金3项,独立专著1部,发表论文百余篇,授权国家发明专利多项。

写在前面

我国一直重视器官移植的规范管理,面对器官捐献和移植的新发展和新挑战,不断通过法规、政策和制度的完善来指导实践,以更好地维护人的健康和权益。就在本书出版前,国务院第17次常务会议通过了《人体器官捐献和移植条例》,并于2024年5月1日起施行。

相较于2007年的《人体器官移植条例》,新条例突出了器官捐献的法律地位和要求,明确了我国各级红十字会等机构的职责定位,并加大了对有关违法行为的处罚力度,对进一步规范器官捐献和移植活动,保障医疗质量和安全,维护公民健康与权益,完善我国器官捐献和移植体系具有重大意义。

对于器官移植伦理审查领域从业者而言,新条例对一些器官捐献规则和伦理审查要求进行了修改,值得重视。例如活体器官捐献的供受关系,新条例第十一条规定:"活体器官的接受人限于活体器官捐献人的配偶、直系血亲或者三代以内旁系血亲";活体器官移植的伦理审查,第二十八条规定:"经三分之二以上委员同意,人体器官移植伦理委员会方可出具同意获取活体器官的书面意见。"这些修改需要器官移植伦理从业者及时学习并响应,一方面了解修改的背景和目的,以便理清思路,统一思想,指导实践;另一方面尽快修订伦理委员会制度和SOP,将新条例落实在具体的工作当中,切实履行伦理委员会在器官捐献和移植体系中的审查和监督职能。

本书编委会

凡例

一、简称或缩略语

　　常用专业术语或者中外机构的缩略语,以篇为单位,每篇第一次出现时,呈现其完整的中文、外文、缩略语名称,篇内再次出现时,直接使用缩略语。例如,世界卫生组织(World Health Organization,WHO)、中国人体器官分配与共享计算机系统(China Organ Transplant Response System,COTRS)在篇内首次出现时如此呈现,当其在篇内再次出现时,用 WHO、COTRS 指代。其他常用术语,全称与简称或者英文缩略语共同出现一次后,其后均用简称或者缩略语。

二、部分术语的呈现规则

　　本书是医学伦理学的学术专著,又是器官捐献、分配与移植的医学科普作品。所撰内容主要涉及撰写者的工作实务,参考的文献来源既有学术研究性资料,也有法律法规性文件和指南、宣言等指导性文件。综上,本书在专业术语呈现时采用了多维度的方式。

　　1. 对器官捐献与器官移植的供受双方的称呼采用以下处理规则:对国内外法律法规进行解读的内容用"捐献人"和"接受人",一般性学术研究的阐述则用"供者"和"受者",为表现捐献行为或在某些特定语境中用"捐献者"和"接受者"。"供体"和"受体"是器官移植中的常用术语,为了尊重器官移植的供受双方,本书尽量避免使用这两个术语。

2. 涉及移植医疗机构时,对法律法规解析的部分以及案例阐述时用"移植医疗机构",其他环节用"移植医院"。

3. 在中国大陆从事器官捐献协调工作者,称其为"人体器官捐献协调员"。国际上,例如西班牙、美国等国家和地区,从事相关工作的,称为"移植协调员(transplant coordinator)"。

三、外国人名、机构名称及少量术语等外文名称

本书对外国人人名、国际或外国组织机构列出其中译名,例如"托马斯·厄尔·斯塔兹(Thomas Earl Starzl)"、世界卫生大会(World Health Assembly, WHA)。根据内容需要,对少量术语,列举了其英文名称,以便检索文献之需,例如"选择性加入(opt-in)""选择性退出(opt-out)"。

四、关于数据的小数位

本书的数值型数据包括实验室数据和调研性数据,将根据实际数据呈现其小数位,因此,有的数据小数点后为1位数,有的为2位数,有的为整型数据。

五、统计数据不包含香港、澳门特别行政区及台湾地区

本书中,提及"全国""我国"范围内的数据或者行动,统计结果或所涉范围不包含香港、澳门特别行政区及台湾地区。

六、案例编号

全书共有9个案例,统一升序编号,不因篇章更换而重新编号。

七、编委署名

编委会成员以编委姓名的汉语拼音为序排列,主编和副主编放置个人简介。本书共有 5 篇,每篇有相应的章节,编委署名原则上以"章"为单位,即在相应章结尾处,以"(编委姓名)"的方式进行署名。如果某章由若干编委撰写,则在相应编委撰文的尾端逐一进行署名。

目录

第一篇
移植医学与移植伦理

　　器官捐献与器官移植是一种死生"器"约,捐献人的器官得以在他人身上延续功能,而这一契约却像放入衷心祝福的漂流瓶一样随缘,并不知道会漂向谁,拾起者却是收到了满满的祝福。

　　"2022年的第一天,人们走进新年,带着许下的心愿开始了又一年的行程。但如果在这一天,有的重病患者获得了新生,该是一种什么样的感觉? 新年加新生,这样的事情就真的发生了,在广西壮族自治区贵港市,回乡创业的大学毕业生小林,却在新年到来前不幸发生车祸,最后,医师判定已经脑死亡,在这个悲伤的时刻,家人做出决定,将儿子所有可用的器官捐献。2022年1月1日,6台手术在南宁和广州进行,小林捐出的多个器官,完成了一种生命接力,让6位等待已久的患者重获新生。在这个感人的故事背后,是器官捐献事业在中国的发展。仅2021年就实现捐献5 200余例,捐献出器官1.7万余个,截至目前,有超过11万余人获得重生。"

　　这是2022年1月8日中央电视台新闻频道《新闻周刊》推出新年第一期节目《生命,持续接力》在节目开篇所讲述的一例器官捐献的感人故事。在这期节目中,获得器官捐献而重生的蒋女士说了一句话:"一个人要活出两个人的精彩!"这是对器官捐献一个非常棒的概括。

　　当不得不面对生命的消逝时,也或许还可以用另外一种方式活着,"赠人玫瑰,手留余香",这种方式就是器官移植,是一个生命对另一个生命的馈赠。读着那些重获新生的故事,我们常为那些传递温暖人性、惊心动魄的救治而感动。

　　2010年12月31日,作家史铁生突发脑溢血,他生前郑重嘱咐:"希望把自己所有能用的器官都捐了。"去世9小时后,他的肝脏在另一个人的身体里苏醒。"职业是生病,业余在写作",常年的生病经历,让史铁生比常人更能感悟到生命的意义。

　　2016年,41岁的援藏医生赵炬因病倒在工作岗位后,捐献的器官成功救治了5个人。赵炬的父亲说:"我儿子是医生,他生前救死扶伤,死后也将造福他人。"他欣慰儿子以另一种方式继续活下来。

　　2017年,16岁的篮球少年叶沙突发脑溢血,经抢救无效不幸离世。因在互联网上登记过器官捐献信息,叶沙的心脏、肺脏、肝脏、肾脏、眼角膜等器官被移植给了7名移植等待者,让7名素昧平生的人重获新生。为了延续叶沙的梦想,7人中的5人组成了一支特殊的篮球队,2017年4月27日,是叶沙捐献器官的日子。20、1、7、4、27,是5位器官接受者的球衣号。每个人的球衣上都是叶沙的名字,而且画着自己"接受"的器官。2019年1月,这支特殊的篮球队走上了中国女子篮球联赛的全明星赛场,获得了两分钟的比赛时间。他们是一支球队,他们也是"一个人"。叶沙虽离我们而去,却以另一个方式永远存活在他最爱的球场上。如今,有越来越多叶沙这样的年轻人,他们在互联网上登记了自己的器官捐献信息,以一种书面允诺的方式,支持着器官捐献事业。

器官移植通俗地讲,是指通过手术或其他方式,将某一个有活力的器官的整体或局部,移植到另一个体的体内,使其存活并发挥功能。器官移植是现代医学最成功的进展之一。对于患有终末期器官疾病的患者,器官移植是他们生存的唯一机会。《新英格兰医学杂志》称"器官移植是20世纪的一个奇迹",它为医学领域带来了革命性的变化。目前,器官移植是我国唯一由国务院颁布法规进行管理的医疗技术。没有捐献,就没有移植。当生命不可挽救时,自愿、无偿捐献器官,让生命以另外一种方式延续,正在成为越来越多人的选择。而器官捐献,则成为阳光下的生命接力,得到全社会广泛认可。

《中华医学百科全书·医学伦理学卷》这样定义器官移植伦理:将具有活力的人体器官、组织或细胞用手术或其他方法移植于自体或他体所应遵循的伦理规范,亦称脏器移植伦理,是生命伦理学的分支。器官移植伦理将社会文化、伦理观念与器官移植技术相结合,从疾病治疗的需求出发,以生命伦理原则为理论依据,对器官移植进行理性思考。其内容涉及器官移植伦理道德、效益风险、资源分配的公平公正以及社会、组织、医务人员的道德责任等。

第一章
器官移植发展史

·

　　疾病和死亡,是人类无法摆脱的宿命。"为了生存"也许就是医学诞生最直接、最根本的原因。"用一个好的器官来取代一个丧失功能或有致命疾病的坏器官,让生命重获新生。"为了生命的延续,人类在很早之前,就有了对于疾患和损伤的组织器官用正常的组织器官置换来治疗的朴素的思想。人类用了几千年编织渴望,在一个世纪的时间里,让它从神话、梦想走向了现实,成千上万的患者因而获得了新生。这项"神奇"的技术就是器官移植技术。

　　《辞海》将器官定义为"多细胞生物体内由多种组织联合构成的结构单位。具有一定的形态特征,能行使一定的生理功能"[1]。所谓器官移植,是指摘除一个个体的器官并把它置于同一个体(自体移植),或同种另一个个体(同种异体移植),或不同种个体(异体移植)的相同部分(常位)或不同部位(异位)[2]。

　　"医学的历史就是,在昨天被认为是不可能的,在今天看起来还十分困难,但在明天就可能成为常规",被誉为"肝移植之父"的托马斯·厄尔·斯塔兹(Thomas Earl Starzl)的话意味深长。在器官移植这条充满荆棘和勇气的路上,人们以科学为武器对抗疾病的挑战,摸索出了一条光明的道路。

一、从神话到器官移植的漫漫长路

　　纵观人类历史,对器官移植的探索和记载,一直是一个充满非凡想象力的话题。

---

[1] 辞海编辑委员会编《辞海(第六版,缩印本)》,上海辞书出版社,2012,第 1480 页。
[2] 《中华医学百科全书》(医学伦理学分卷)编委会:《〈中华医学百科全书·医学伦理学卷〉条目选载(二)》,《医学与哲学》2018 年第 39 卷第 10 期,第 45—52 页。

（一）神话启发移植想象

出于对强大力量的敬畏与向往，早在公元前，古代先人就天马行空地幻想把动物的器官移植到人身上，那些诸如鸟首人身、狼首人身的形象描绘和神话故事一起，交织成了一幅幅奇趣盎然的画卷。例如中国神话中人首蛇身的女娲；古希腊神话中长着羊角和羊蹄的牧神潘（Pan）；埃及神话中狮身人面的斯芬克司（Sphinx）、鹰首人身的荷鲁斯（Horus）和狼首人身的阿努比斯（Anubis）等。古希腊神话中还有一个并不是把动物器官安到人身上，而是把动物拼接起来的怪兽——奇美拉（Chimera）。奇美拉长着狮头、羊身和蛇尾，这一奇怪的动物也成为美国移植外科学会（American Society of Transplant Surgeons, ASTS）的徽标。在现代医学中，英文的器官移植学名词 Chimera 就是嵌合体的意思，由来自不同基因型的合子演变而来的两个或多个不同的细胞系混合构成的个体。

古人钟情于移植，除对于医疗的渴求之外，还出于对力量崇拜的因素。在印度神话故事里，象神伽内什（Ganesha）是湿婆神（Shiva）的儿子，有一次伽内什冒犯了父亲湿婆神，被砍去了脑袋，湿婆神为了挽回一时盛怒犯下的过失并安慰妻子，就把一只小象的头安在儿子身上，于是伽内什死而复生，兼具象头和人身，成了憨态可掬的形象。象神拥有了新生的神奇力量，再加上在印度教里被看作是财富、智慧、幸运、繁荣的象征，所以让人们心生向往。

而在中国的战国时期，也有以互换器官治疗疾病的传说记载。据《列子》所载，鲁国的公扈和赵国的齐婴两人有病，一起去找扁鹊医治。扁鹊诊断后说：公扈的心志刚强而气血柔弱，齐婴的心志柔弱而气血坚强，只要将心互换，两人的病自然就都好了。于是，扁鹊给他们两位喝了一种神奇的"毒酒"，让他们昏迷了 3 天。在这期间，扁鹊剖开他们的胸腔，取出心脏，交换植入对方体内，再将胸腔关闭。手术完成后，扁鹊又配了另一种神奇的药，两人喝了以后安然醒转，竟然都恢复了健康①。文中剖开胸腔前让患者饮下的"毒酒"，可能是一种具有麻醉作用的液体，而互换心脏则类似于今天器官移植的概念。虽然以当时的医疗技术不可能成功开展"剖胸探心"这种外科手术，但该文却展示了两千多年前的人们已经萌生了器官移植的大胆设想。由于扁鹊"剖胸探心"故事在全球的影响力，1987 年，在美国召开的第二届国际环孢素学术会议上以扁鹊像作为会徽。

人类最早的与移植相关的实践活动是自体皮肤移植。曾有记载，在公元前 600 年左

---

① 《列子·汤问》：鲁公扈、赵齐婴二人有疾，同请扁鹊求治，扁鹊治之。既同愈。……扁鹊谓公扈曰："汝志强而气弱，故足于谋而寡于断。齐婴志弱而气强，故少于虑而伤于专。若换汝之心，则均于善矣。"扁鹊遂饮二人毒酒，迷死三日，剖胸探心，易而置之；投以神药，即悟如初。二人辞归。《列子》，中华书局，2015，第134 页。

右,古印度的医师运用了一种自体组织移植技术,将患者本人手臂上取下的皮肤移植到鼻部,以修复颜面创伤。到了16世纪的欧洲,麻风,冻伤、被动物袭击等意外经常导致人脸受损严重,使得五官缺失的情况时有发生。意大利博洛尼亚大学外科手术与解剖学教授加斯帕雷·塔利亚科齐(Gaspare Tagliacozzi)十分同情这些因面目全非而生活受到影响的人们,不顾教会的反对,积极寻求缓解人们痛苦的方法。他发明了一种植皮法,即让患者将手臂举起贴近面部,用吊带固定,再将上臂肱二头肌与鼻部创面缝合,数周后手臂皮肤便能与鼻面部创面建立新的血供,再对鼻面部进行进一步修复。这项技术,详细地记录在1597年出版的《生理缺陷移植手术》文献中。书中除了详细记录了他的技术外,还第一次记载了皮肤移植后的排异反应,他把这种患者自体移植比同种异体移植更少出现排斥反应的现象归结为"个性的力量和潜能"。

而在文学领域,有关器官移植的创作更是充满了瑰丽的想象。蒲松龄的《聊斋志异》讲述了一个"陆判换心"的故事:陵阳有个叫朱尔旦的书生,豪放豁达,但他心窍堵塞、学思不快,屡次应考不中,自结识十王殿的陆判以来,两人关系甚为密切。某夜,两人相对痛饮,朱尔旦酩酊大醉,朦胧中见陆判竟为自己剖腹换心。自此书生心窍开通、文思大进、科试中榜。后来朱尔旦嫌妻子的"面目不甚佳丽",陆判官又觅到了一颗美人头来给朱尔旦的妻子换上[1]。这个小说只是蒲松龄为批判社会现实而虚构的神鬼故事,不想其"移花接木"的换心情节却在今天变成了现实,其天马行空的想象力令人称奇。

文学作品关于器官移植这类想象的巅峰,出现在英国作家玛丽·雪莱(Mary Shelley)1818年创作的文学史上第一部科幻小说《弗兰肯斯坦》[2]中。小说中,热衷于生命起源的生物学家维克多·弗兰肯斯坦造出了一个同时包含人体组织、动物组织、机械组织等的怪物。该书中出现了器官移植当然是极为超前的,玛丽·雪莱在写作时不可能完全清楚地了解这一切,但她还是缜密地设定了小说中的相关细节内容,宣称弗兰肯斯坦能够做到人类器官甚至动物组织在人体内部的高度兼容,她还在小说中融入了关于人造生命的身份认同,触及了宗教、科学和人性的深层关系,表达了对科学伦理的探讨和科学前途的忧虑。

---

① 《聊斋志异·陆判》:一夜,朱醉,先寝。陆犹自酌。忽醉梦中,觉脏腹微痛;醒而视之,则陆危坐床前,破腔出肠胃,条条整理。愕曰:"夙无仇怨,何以见杀?"陆笑云:"勿惧,我为君易慧心耳。"从容纳肠已,复合之,末以裹足布束朱腰。作用毕,视榻上亦无血迹。腹间觉少麻木。见陆置肉块几上,问之。曰:"此君心也。作文不快,知君之毛窍塞耳。适在冥间,于千万心中,拣得佳者一枚,为君易之,留此以补阙数。"乃起,掩扉去。天明解视,则创缝已合,有线而赤者存焉。上海古籍出版社,2004,第53页。

② 小说外文名为 *Frankenstein；or, The Modern Prometheus*,可译为《弗兰肯斯坦——现代普罗米修斯的故事》,或译为《科学怪人》《人造人的故事》等。中译版有上海译文出版社2020年修订版的《弗兰肯斯坦》,上海文艺出版社2019年版的《弗兰肯斯坦》。

尽管这些传说和故事引人入胜，但异体器官移植必须具备的技术和物质条件，显然在20世纪之前尚不具备。当时，医学界对治疗那些身体某个器官功能严重衰竭的患者依旧束手无策。由于受种种条件的限制，器官移植的种种尝试均以失败告终。

（二）西方国家早期的器官移植尝试

血管吻合技术的问世无疑是现代医学的曙光。1905年，法国亚历克斯·卡雷尔（Alexis Carrel）在向巴黎最好的裁缝学习后，发明了血管的"三线缝合法"，运用这种方法，不仅能止血，还能防止血管的缩窄，从而避免了栓塞的后遗症，进行器官移植最为重要的血管缝合技术因此解决了。为此，他在1912年被授予诺贝尔生理学或医学奖，以表彰他在血管缝合以及血管和器官移植方面的开创性工作。

随后几十年中，美国、苏联和欧洲外科医师们开始大胆尝试一些器官移植技术。尽管这些手术都能够顺利完成，但患者却总在很短的时间内死亡，这究竟是什么原因呢？

揭开谜团的是英国的生物学家彼得·梅达沃（Peter Brian Medawar）。20世纪40年代，梅达沃和同事在格拉斯哥皇家医院对一名严重烧伤的女性进行救助的过程中发现，用他人（志愿者）的皮肤进行烧伤部分覆盖时，受助者皮肤受到了自身机体的排斥，表现为异体皮肤周围出现大量免疫系统的淋巴细胞和白细胞浸润。并且在再次移植的时候，异体皮肤出现了更加迅速、强烈的排斥反应。梅达沃由此得出结论："异体移植物的排斥是由免疫机制引起的。"更重要的是，在进行动物实验时，他发现异卵孪生小牛间的皮肤移植并没有排斥，进而发现了"获得性免疫耐受现象"，为解决移植后的排异反应奠定了基础。因在移植排斥和获得性免疫耐受方面取得的成就，彼得·梅达沃成为1960年诺贝尔生理学或医学奖的两位获奖人之一。

在相关免疫学研究支撑下，美国外科医师约瑟夫·默里（Joseph Murray）在一对同卵双胞胎之间进行了肾移植并取得成功，这是人类历史上首次肾移植手术，从而开创了器官移植新时代。1959年，约瑟夫·默里又利用全身照射免疫抑制技术，成功实施全球首例人类同种异体肾移植。1962年，他再次开展首例尸体肾移植，这次他使用硫唑嘌呤进行免疫抑制，使患者存活了较长时间。约瑟夫·默里在器官移植史上创造了3个第一，成为1990年诺贝尔生理学或医学奖的两位获奖人之一，同时也被誉为"器官移植之父"。

临床肾移植取得突破后，各种器官移植在此激励下陆续开展。美国的托马斯·厄尔·斯塔兹于1963年首次尝试为一名年仅3岁的先天性胆管闭锁婴儿换肝，但因病变阻塞静脉，婴儿失血过多而夭亡。经过4年的实验研究和临床经验总结，直到1967年，斯塔兹成功实施了首例肝移植手术，这名肝癌患者在移植后使用了多种免疫抑制剂，存活了

13 个月。1 年后,罗伊·卡恩(Roy Calne)博士在英国完成了欧洲首例肝移植手术。

与此同时,心脏移植手术也取得了令人振奋的突破。1967 年 12 月 4 日,克里斯蒂安·巴纳德(Christiaan Bernard)在南非成功地进行了人类有史以来首次心脏移植手术,心脏移植的受者沃斯坎斯基在术后存活。尽管存活时间仅有 18 天,但在当时的条件下,这近乎一个奇迹。全球首例人类同种异体原位心脏移植手术的成功,标志着心脏移植开始正式应用于临床。

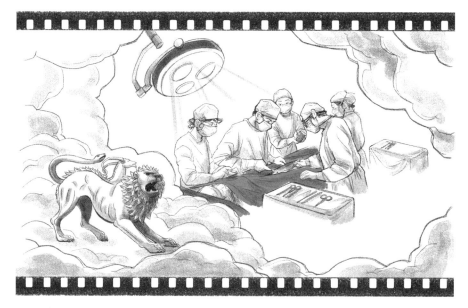

当神话被拉进现实,医学的历史便披上了神秘的华服,当众多医学家披荆斩棘,在探索中获得突破时,医学的本质也得到了升华。

随着器官移植手术日趋成熟,器官来源问题日益凸显。1968 年,美国哈佛大学医学院提出了"哈佛标准",该标准提供了全球公认的脑死亡判断标准,并使得脑死亡患者逐渐成为被世人接受的器官来源[①]。从某种角度来说,该标准促进了器官获取技术的不断完善。1978 年,环孢素 A(cyclosporin A)问世,这一强有力的免疫抑制剂迅速改善了移植后患者临床结局,促使器官移植进入全面飞跃时期。与此同时,新型器官保存液体的研制成功,使器官切取后到手术完成的时间大大延长,增加了手术安全系数,并有利于供器官远距离运送。

---

① 1968 年美国哈佛大学医学院提出了"脑死亡"的概念,发表在《美国医学会杂志》上。哈佛大学医学院认为脑死亡指的是包括脑干在内的全脑功能不可逆转的丧失,并提出了 4 条判定标准,即哈佛标准。

二、国外异种移植的历史

在器官移植的探索之路上，人类从未把目光局限于同一物种之内。异种器官移植是在不同物种的成员之间移植器官或组织的过程。在器官移植历史上，异种器官移植出现得比同种器官移植更早，但异种器官移植的确切、详尽的记录，最早可以追溯到17世纪的欧洲。1682年，荷兰乔布·简斯祖·范·米克伦（Job Janszoon Van Meekeren）报告说，他用一块狗的骨头修补了一名士兵的头骨。得知消息后，教会当局大惊失色，勒令他手术移除，但发现伤口已经愈合。这块骨头是否被移除，详情未知。

从20世纪至今，已有不少相关异种器官移植的手术报告。1905年，法国普林西托（Princeteau）完成全球首例兔肾薄片人体移植手术，受者是一名肾功能衰竭患儿。术后16天，患儿死于排异反应引发的肺部感染。在此之后虽仍有人尝试使用猪、羊的肾脏进行移植，但是移植后患者均出现血栓，并都在短短几天后去世。

由于人体器官资源的稀缺，许多器官衰竭终末期患者往往在等待合适的捐献器官的过程中死亡。因此，自20世纪60年代以来，科学家们一直试图通过异种移植来挽救器官衰竭患者。考虑到物种亲和力，优选的器官供体是灵长类动物。1964年，美国的詹姆斯·哈迪（James Hardy）使用黑猩猩为供体，进行了第一次异种心脏移植，但是患者术后不到2小时就死于严重的免疫排斥反应。之后，又有医师使用黑猩猩、狒狒、猪和绵羊的心脏开展了几次异种心脏移植手术，患者术后存活时间大多未超过24小时。

为深入研究异种移植，1968年，罗伊·卡恩（Roy Calne）率先开展了异种肝移植大动物实验，将7例野生猪肝脏移植到狒狒体中，受体狒狒最长存活3.5天，尸检病理显示部分肝细胞存活，但汇管区有大量免疫炎性细胞的浸润。此后20年里，研究者以野生猪为供体的多次尝试均以失败而告终。后来研究者发现由于猪血管内皮细胞广泛表达α-1，3-半乳糖抗原，而灵长类动物体内预存有针对这些抗原的天然抗体，移植后，抗原抗体结合，激活体内免疫应答，在数分钟到数小时内即会出现可危及生命的免疫排斥反应。

1984年，美国的伦纳德·李·贝利（Leonard L. Bailey）将狒狒心脏移植到一名罹患左心发育不全综合征的新生女婴体内，手术成功了，但是因为免疫排斥反应，婴儿在20天后死亡。1992年，美国匹兹堡大学进行了两例狒狒肝脏移植，患者分别存活了26天和70天。尽管这些患者的存活时间无法达到公众的普遍期望，但在医学上仍具有十分重要的意义——医学界为解决移植器官供需的严重失衡问题在异种器官移植领域前进了一大步。

无论供体来源于何种动物，免疫排斥反应、凝血功能障碍和生物安全问题都是异种器官移植必须攻克的三大难题。异种移植技术能否继续发展，将依赖于多种技术的进步。基因编辑技术的进步和异种移植免疫抑制剂的开发，都在客观上缓慢推动着异种移植的发展。虽然异种移植技术还未取得成功，但从罗伊·卡恩的探索和实践开始，人类的梦想已经被点燃，在为异种移植技术迎来更广阔的探索空间的同时，也为生命的延续带来了更多的希望与思考。目前全球许多患者因为不同疾病情况需要等待器官移植，而可供移植的器官短缺、供不应求是全世界普遍面临的难题。在这样的背景下，异种移植提供了更多的选择和希望。但在现阶段，异种移植不仅面临科技水平、社会伦理和法律问题等诸多挑战，还存在跨物种感染等可能导致灾难性后果的重大安全隐患。因此，异种移植虽然价值可期，但路途依然非常遥远。

三、我国器官移植发展的历程

我国的器官移植事业从无到有，从弱到强，从国内走向国际，经历了七十余年、几代人的努力，在一次次失败中不断总结经验，终于走出了一条具有中国特色的器官移植之路。进入 21 世纪，我国器官移植手术数量已位居全球第二。

那么，被誉为"现代医学之巅"的器官移植，在我国经历了怎样的发展历程，是如何一步步从实验室走向临床的呢？

（一）动物实验阶段

我国器官移植的动物实验始于 20 世纪 50 年代中期。当时，我国对于国外器官移植知之甚少，有着拓荒精神的医学前辈们在一无技术、二无设备、三无经验的重重困境下，从动物实验开始，迈出了我国器官移植的第一步。1958 年 9 月，武汉医学院附属第二医院（今华中科技大学同济医学院附属同济医院）的夏穗生为一只狗移植了一个同样来自狗的肝脏，这只狗术后存活了 10 个小时。这是国内对于器官移植的一次实验性探索，与国际医学发展不谋而合。1965 年，夏穗生和他的老师，"中国外科学之父"裘法祖创建了腹部外科研究室。在接下来的 5 年里，夏穗生和他的助手们先后开展狗的同种原位肝移植 130 次，建立了肝移植的动物模型，并以此为基础开创了原位肝移植手术式。1978 年，夏穗生在《中华外科杂志》发表了这一成果[①]，并在第九届全国外科学术会议上做了报告。

---

① 夏穗生，杨冠群，朱文惠，等：《130 次狗原位肝移植手术的分析》，《中华外科杂志》1978 年第 16 卷第 5 期，第 269—272 页。

这次报告在医学界引起了轰动,同时拉开了我国器官移植发展的序幕。

(二)临床应用阶段

与其他国家一样,肾移植也是我国最先在临床开展的大器官移植。1960年3月,北京医学院第一附属医院(今北京大学第一医院)的吴阶平实施了我国第一例尸体供肾肾移植手术。因缺少有效的免疫抑制措施,患者没有能够长期存活,但这次手术为随后20世纪70年代全国展开肾移植手术奠定了基础。1972年,中山医学院(今中山大学中山医学院)的梅骅完成了1例亲属肾移植,患者存活超过1年,成为我国首例活体肾移植,并产生了较大影响。

肝移植手术也在同一时期开展。1977年,武汉医学院(今华中科技大学同济医学院)与上海第二医学院附属瑞金医院(今上海交通大学医学院附属瑞金医院)相互学习交流,夏穗生和他的助手毫无保留地将关键性技术传授了自己的同行。1977年10月21日,瑞金医院的林言箴为一名42岁男性肝癌晚期患者进行了国内首例肝移植手术,患者存活了54天。在第一例经验的鼓舞下,瑞金医院至1979年7月,连续完成了原位肝移植手术6例,无一发生手术死亡,最长的一例存活了9个多月。1977年至1983年间,我国有18家医院施行肝移植57例,其中有52例为原发性肝癌中晚期。由于当时的接受人多选择相对晚期的肿瘤患者,加上围手术期管理经验欠佳和免疫抑制药物缺乏,绝大多数患者在术后3个月内死亡,存活时间最长者为264天。

在心脏移植领域,1978年4月21日,瑞金医院的张世泽为一名38岁风湿性心脏瓣膜病患者施行了我国首例人类同种原位心脏移植手术,患者术后存活109天,这也是亚洲第一例心脏移植术。此后很长一段时间,国内心脏移植一直处于空白阶段,手术的难度和围术期管理的复杂程度使得心脏移植技术发展缓慢。

在所有器官移植中,肺移植是难度最高、风险最大的一种。1979年,北京结核病控制研究与防治所的辛育龄为一名肺结核患者进行了肺移植手术,填补了我国器官移植的空白。但患者在短期内死亡。

从20世纪70年代末开始,我国临床开展器官移植进入第一个高潮,肾脏、肝脏、心脏、肺脏等多种器官移植手术在各大城市逐渐普及。但由于缺乏有效免疫抑制剂且医疗费用过高,总体而言这一阶段多数移植效果并不能令人满意。

1983年后,除肾移植外,我国多数大器官移植进入低谷期。但在这一时期,国内还曾经开展一些其他类型的器官移植,如1978年,上海市第一人民医院的胡远峰开展胰岛移植;1978年中山医学院附属一院(今中山大学附属第一医院)的陈国锐开展带血管甲状旁腺移植;1981年,广西医学院附属医院(今广西医科大学第一附属医院)的王植柔开展带血管肾上腺移植;1984年,湖北医学院附属第一医院(今武汉大学人民医院)的詹炳炎等施行活体亲属睾丸移植。作为我国器官移植的开创者之一,夏穗生在器官移植各领域进行了积极探索,完成了多项"首例"并获得成功:1982年国内首例胰腺移植,1983年国内首例尸体脾移植,1989年首例亲属活体脾移植。他在1987年与德国医师协作开展的组织瓣移植修复颜面部缺损实验,开启了国际器官移植合作的先例。

(三)蓬勃发展阶段

进入20世纪90年代,在欧美国家和地区肝脏移植技术日趋成熟的大背景下,我国一大批中青年学者从海外学成归国,他们积极组建肝移植团队,总结前人的经验教训并借鉴当时的最新研究成果,使肝移植数量飞速增长并逐渐成为临床常规手术。我国肝移植从此进入临床应用的飞速发展阶段,移植数量逐年翻倍增长,术后生存率接近国外先进水平。

20世纪与21世纪之交,随着医疗技术的进步,器官移植被越来越广泛地接受。随着移植例数的快速增长,几个大型移植中心技术及管理经验日趋成熟,器官移植逐渐定型,形成了以肝移植为代表的专业化趋势,移植的短期及中长期疗效接近或达到了国际水平。移植手术已成为器官衰竭终末期的常规治疗手段。

21世纪初,我国器官移植技术渐臻成熟,每年约1万人次接受器官移植手术,肝脏、肾脏、心脏、肺脏、胰肾联合、肝肾联合、小肠和多器官移植等手术均可开展,中国成为仅次于美国的全球第二移植大国。我国器官移植技术能力水平也在不断提升,目前国际上已开展的移植项目,我国已实现全覆盖,包括腹部多器官联合移植、自体肝移植、无缺血肝移植等在内的多种移植技术实现国际领跑,心脏移植、单中心儿童肝移植等临床服务能力居世界前列。但与此同时,相较于发达国家,我国器官来源短缺的问题尤为突出。

(四)规范阶段

我国器官移植技术进入临床应用后,出现法规管理落后于科技进步发展的状况,并且一度缺乏国家公民自愿捐献体系。2007年3月国务院发布《人体器官移植条例》[1],2007年5月《人体器官移植条例》正式施行,标志着我国人体器官捐献与移植工作体系建设的逐步完善[2]。2010年,中国公民逝世后人体器官自愿捐献试点工作启动,卫生部联合中国

---

[1] 国务院:《人体器官移植条例》(国务院令〔2007〕第491号)。2007年3月31日发布。2007年5月1日实施。

[2] 在《人体器官移植条例》中,把心脏、肺脏、肝脏、肾脏、胰腺和小肠等6种器官纳入人体器官捐献和移植的管理,角膜和骨髓等人体组织的捐献和移植不纳入人体器官移植管理,本书中所述的人体器官捐献、分配和移植,除特别说明外,均为这6种器官。

红十字会总会陆续出台了涵盖器官捐献、器官获取与分配、器官移植临床服务、器官移植后科学登记与器官移植监管体系的 30 多项配套法规文件,逐步形成了我国人体器官移植工作的规范体系。2013 年 8 月,为保障器官来源符合医学伦理学原则,国家卫生和计划生育委员会(以下简称"国家卫生计生委")颁布了《人体捐献器官获取与分配管理规定(试行)》[①]。这一法规严格遵循公民逝世后自愿器官捐献标准(即中国 I 类,脑死亡后器官捐献;中国 II 类,心脏死亡后器官捐献;中国 III 类,脑-心双死亡后器官捐献)及程序,从法规的高度确保形成专业的人体器官获取组织(Organ Procurement Organization,OPO)和专业的人体器官捐献协调员队伍;在器官分配过程中要求严格使用中国人体器官分配与共享计算机系统(China Organ Transplant Response System,COTRS),确保了公开、公正、透明的器官获取与分配;同时坚持器官捐献的自愿、无偿原则,并对捐献者家庭进行荣誉表彰及合情、合理、合法的人道主义救助。

2015 年是我国人体器官捐献与移植事业具有里程碑意义的一年,从这一年开始,任何非公民自愿捐献的器官来源均被定义为非法。为缩短人体捐献器官转运时间,提高移植质量,2016 年 5 月,国家卫生计生委等部门联合印发了《关于建立人体捐献器官转运绿色通道的通知》,建立了人体捐献器官转运绿色通道工作机制,以民航、高铁等公共交通部门为核心,实现了捐献器官低成本、高效率的转运。2017 年 2 月 24 日,《中华人民共和国红十字会法》修订版颁布,探索慈善机构等开展人道主义救助的机制,该法自 2017 年 5 月 8 日起施行,进一步推动了器官捐献工作。目前,我国已建立了符合国情、文化和社会治理结构的人体器官捐献与移植工作体系。

2018 年 3 月,联合国与梵蒂冈教皇科学院共同发布了《梵蒂冈教皇科学院践行伦理道德会议宣言》,该宣言的第四章,完整地介绍了监管人体器官捐献与移植的"中国模式"[②],并指出中国的器官移植改革体现了世界卫生组织(World Health Organization,WHO)关于公正、透明和公平的指导原则,具有指导意义。中国的这些成果标志着一个"器官捐献与移植的新时代"已经诞生。2018 年 5 月 24 日,WHO 在瑞士日内瓦召开的第

---

① 国家卫生计生委:《人体捐献器官获取与分配管理规定(试行)》(国卫医发〔2013〕11 号)。2013 年 8 月 13 日发布,2013 年 9 月 1 日施行。

② 经过多年艰辛改革,我国已初步建立了一套公平、公正、阳光、透明的公民器官捐献移植体系,并逐步建立起符合我国国情、文化和社会治理结构的人体器官移植工作体系。2017 年 2 月,在梵蒂冈举行的"反对器官贩卖全球峰会"上,我国首次提出了器官捐献和移植管理的"中国模式"。"中国模式"主要包括全面构建国家层面的器官捐献移植法律框架,建立政府主导多方参与的五大工作体系(器官捐献体系、获取与分配体系、移植临床服务体系、移植后科学登记体系、移植监管体系),提出中国脑-心双死亡的器官捐献科学标准与流程,创建具有中国特色的人道主义救助体系和全社会参与的保障体系,以及在全社会培育器官捐献是大爱的人文精神。

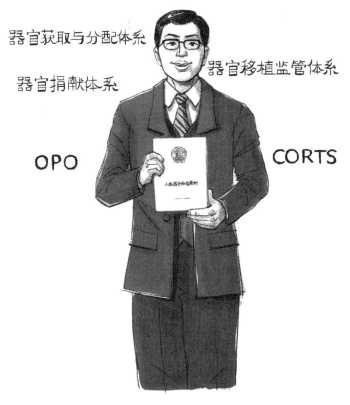

器官移植临床服务体系

器官移植后科学登记体系

器官获取与分配体系

器官移植监管体系

器官捐献体系

OPO   CORTS

2007 年国务院发布《人体器官移植条例》，标志着我国人体器官捐献与移植事业的规范与完善。经过多年改革，我国器官捐献与移植的五大工作体系得到了世界的认可。

71 届世界卫生大会（World Health Assembly，WHA）器官移植边会上，中国人体器官捐献与移植委员会主任委员、中国器官捐献与移植发展基金会理事长黄洁夫作了题为"实现'一带一路'倡议的中国器官移植事业"的主题发言。表示中国将在分享"中国经验"和"中国方案"的同时学习他国经验，通过不断交流合作，完善移植工作体系，进一步推动《世界卫生组织人体细胞、组织和器官移植指导原则》在全球的实施。

（五）我国器官移植发展概要

我国器官移植的发展始于 20 世纪中叶，20 世纪 50 年代末，老一辈专家开展了大量动物实验，为临床移植做了充分的前期准备工作；20 世纪 60 年代开展了个例肾移植尝试;20世纪七八十年代,进入各种器官移植临床探索;20世纪90年代,开始系统引进国外经验,包括提高手术技术、全面应用环孢素A等措施,我国的移植数量逐年增加。进入21世纪,移植数量和种类不断增加,质量有所提高,不少移植项目达到国际先进水平。2015年真正进入国际移植大家庭,成为世界器官移植成员中最主要的成员之一。

我国器官移植事业经过70余年的奋斗,特别是近十年大力推进公民逝世后器官捐献工作以来,发展迅速,举世瞩目,得到WHO和国际社会的广泛认可,开创了器官移植的"中国模式"。

医学技术每一次的创新,都是来自患者的实际需求。作为延续生命的手段,器官移植自古就是人类的梦想。而由于其中复杂的伦理问题,器官移植又早已超越医疗技术范畴,其发展方向往往代表了一个国家和地区的民众理念和文明程度。在移植技术已趋成熟的今天,建立一个符合伦理的公民器官捐献体系以保障器官移植顺利、规范地开展,已成为从事移植事业者的时代使命。

(施敏)

第二章
当前移植外科技术介绍

一、"无缺血"器官移植技术

器官获取与保存是器官移植中至关重要的部分之一,直接影响器官质量甚至器官移植成败。为保障供者器官的功能和移植后的存活率,缩短热缺血时间和冷缺血时间极为重要。热缺血时间是指器官从供者血液循环停止或局部血供终止到冷灌注开始的间隔时间,这一期间对器官的损害最为严重,一般不应超过 10 分钟。冷缺血时间则是指从供者器官冷灌注到移植后血供开放前所间隔的时间,主要包括器官游离获取、器官冻存转运和器官修整的时间。在此过程中,离体器官经历了"缺血—冷保存—再灌注"3 个阶段,遭受了不可避免的损伤。对器官造成最大损伤的不是缺血,而是缺血后再灌注引起的损伤,即缺血再灌注损伤(ischemia reperfusion injury,IRI)。IRI 发生的主要原因是器官在缺血后恢复血液供应的过程中受到过量自由基攻击。据报道,20%~42%肝移植由于 IRI 导致术后早期移植物功能不全,约 8%因 IRI 导致原发性移植物无功能,直接影响移植器官功能恢复和患者存活率。因此,IRI 一度成为器官移植领域研究热点方向,这些研究包括了 IRI 机制及其干预措施。但由于器官缺血问题一直未得到根本解决,这些干预手段并无法显著降低对移植物带来的损伤。

近年来,中山大学附属第一医院何晓顺团队提出了"无缺血"器官移植(ischemia-free organ transplantation,IFOT)概念,即"在器官获取、保存与植入的全过程中不中断器官血流"。这一大胆假设建立在多年的器官移植动物和临床实验研究的基础上,避免了"缺血—冷保存—再灌注"这 3 个阶段的损伤,可以最大程度改善移植预后。经过近百例肝移植大动物实验,该团队于 2017 年 5 月 17 日尝试将"无缺血"肝移植手术运用于小型猪,较传统冷保存肝移植术,术后受体小型猪外周血转氨酶水平显著降低且均存活。2017 年 7

月 23 日该团队在全球范围率先开展"无缺血"人体肝脏移植术,通过常温机械灌注,使得移植肝脏全程血流不中断,以"最鲜活"的状态移植入患者体中。患者术后肝功能明显优于常规移植手术者,恢复良好。

IFOT 技术避免了低温对其他重要脏器功能的影响,大大降低了手术风险,从根本上规避了传统移植技术的先天缺陷。与此同时,IFOT 技术能最大化利用边缘性或者扩大标准供者(expanded criteria donor,ECD)器官,从而在我国器官短缺的背景下,为更多的等待移植患者带来希望。IFOT 技术打破了大泡性脂肪变性超过 60% 的供肝不能临床使用的禁区,甚至成功实施 95% 大泡性脂肪供肝移植,术后未出现常见移植后早期并发症,这充分显示 IFOT 技术在扩大边缘性供者器官中的巨大潜力。IFOT 技术的成功实践还可延伸至几乎所有的器官,甚至摈弃昂贵的器官保存液的使用[①],打破了国际上一直沿用的器官移植理论和技术体系,使得临床器官移植有望告别"冷移植"时代,为国际器官移植领域贡献"中国方案"。

二、ABO 血型不合器官移植技术

由于器官资源的稀缺,急性肝衰竭患者很难有选择供者的机会。在病情危重需要紧急行肝移植术的情况下,如短时间内难以匹配到血型相容的供肝,ABO 血型[②]不合肝移植(incompatible liver transplantation,ILT)是部分患者生存的唯一机会。出于文化、宗教、法律等原因,许多亚洲国家和地区,器官供者严重短缺,大多数肝移植都使用活体捐献人的供肝。因为受者的亲属和配偶通常数量有限,所以经常会出现无法找到合适供者的情况。潜在的捐献人不适合作为供者的原因很多,包括年老、健康状况不佳、肝脏体积不足等,尤其 ABO 血型不相容是活体肝移植的主要障碍,如果没有 ABO 血型相容的供者,这些患者将最终面临死亡的结局。

ABO 抗原是多种类型细胞表面表达的寡糖。在肝脏中,ABO 抗原主要在血管内皮和胆道内皮细胞上表达。当血型不相容的供者器官植入后,自身抗体与这些非自身 ABO 抗原结合启动了补体级联反应的经典途径,最终导致膜攻击复合物的形成。攻膜复合物会损伤内皮并导致凝血性坏死性血管炎和血栓形成。如果进行 ILT 时未针对体液免疫进行保护,由于超急性排斥反应而导致移植物失功能的风险非常高,继而导致血栓形成和

① 如威斯康星大学保存液(the University of Wisconsin solution,UW 液)等。
② 血型是血液成分表面的抗原类型。人类有多种血型系统,例如 ABO 血型系统、Rh 血型系统等。ABO 血型系统是根据红细胞表面的一类抗原而命名的。

肝坏死,亦可能出现迟发的抗体介导的排斥反应,从而导致肝内胆道狭窄。因此,一般情况下,血型是肝移植主要的供受体配型条件,以往的基本原则是开展供受双方 ABO 血型相容肝移植(compatible liver transplantation,CLT),甚至血型一致肝移植。自 2000 年起,随着免疫抑制剂及外科技术的发展,出现了越来越多的 ILT 受者长期存活的病例报道。尽管已有不少长期存活的个案,但由于其较高的代价及预后的不确定性,ILT 的应用时机及治疗效果一直备受争议。曾有研究表明,ILT 受者术后 5 年的存活率仅约 20%。我国天津市第一中心医院的研究发现,肝移植 ABO 血型不相容组受者术后 3 个月、6 个月、1 年、3 年和 5 年的累积存活率均低于相同组和相容组。因此,过去肝移植手术的基本原则是供受双方 ABO 血型相容,甚至一致,而 ILT 则被视为肝移植的相对禁忌证。

ABO 血型相同或相容的肝移植是治疗终末期肝病的理想手段,但由于现阶段供肝的短缺,对于许多急需救治的终末期肝病患者来说,ILT 往往能在关键时刻挽救他们的生命。1979 年,托马斯·厄尔·斯塔兹等报告了他们 15 年的肝移植经验,并描述了 11 例 ILT,其中 8 例存活超过 2 个月,且只有 2 例患者可能由于 ABO 血型不相容造成移植物失功能。他们由此得出结论,与其他移植器官相比,肝脏对 ABO 抗体的抵抗力更高。东京大学江川(Egawa)等对日本 1991—2011 年 663 例 ILT 患者临床资料进行分析,研究指出术前使用一次利妥昔单抗同时结合四联免疫抑制方案即可达到与使用血浆置换、脾脏切除和丙种球蛋白相同的预防急性排斥的作用,并且患者的总体生存率也无明显差异。该研究结合大量临床资料发现,通过合理地加强术后四联免疫抑制剂药物的用量可以有效地规避血型不相容组受者术后急、慢性排斥反应的发生,并且血型不相容组受者术后胆道、血管并发症的发生率与血型相同组和相容组亦无明显差异。但是由于 ILT 术后的免疫抑制剂用量较大,受者术后感染的发生率高于相同组和相容组,这使得血型不相容受者的围手术期存活率略低于其他两组。近年来多中心回顾性研究发现术前两周使用利妥昔单抗诱导即可以有效地规避急性排斥反应的发生并获得良好的预后。目前普遍观点认为,术前有计划性地对预备实施跨血型成人肝移植患者运用利妥昔单抗诱导,术后合理地加强四联免疫抑制剂药物的用量可以有效规避血型不相容受者术后急、慢性排斥反应的发生,使 ILT 成为需紧急行肝移植却没有血型相合肝源时的一种选择。

三、3D 打印技术在器官移植中的应用

移植器官短缺已成为全世界共同的难题,3D 生物打印技术的发展为这一难题的解决带来了希望的曙光。3D 生物打印是利用类似于 3D 打印的技术,将细胞、生长因子和生物

材料结合在一起，以制造出一定程度模仿自然组织特征的生物医学部件。这些组织或器官具有一定生物功能及相似的微环境，因而能在一定程度上辅助甚至替代人体器官。目前，生物 3D 打印技术已运用于肝脏外科，其构建的体外肝脏模型，在缺少肝源情况下可作为终末期肝病的替代选择。2013 年，美国 Organovo 公司利用 3D 生物打印技术成功制造出具有普通肝脏功能的深 500 微米的肝组织，且正常存活 40 天。而在国内 3D 生物打印技术研究也进行得如火如荼，清华大学机械系和北京协和医院肝脏外科利用该技术，以人肝细胞为原料，打印出厚 0.5 厘米、长宽各 1 厘米的类肝组织，该组织具有药物代谢功能且能在体外长期存活，该项研究已迈出了 3D 打印活体肝脏器官的第一步。虽然目前国内外还没有利用 3D 打印器官进行肝移植的案例，但已有利用该技术制造肝组织用于疾病和药物研究的报道。随着生物 3D 技术的快速发展，相信不久的将来将会实现从细胞、组织到器官的飞跃。

除 3D 生物打印外，普通 3D 打印技术也被越来越多地应用于肝脏外科中。3D 打印也被称为"增材制造"，可用树脂类物质制造肝脏结构模型，用于教学或复杂手术前的评估与规划。

蔡恩（Zein）等首次报道了 3D 技术在肝移植领域中的应用，经半透明 3D 打印的肝脏模型与实际肝脏相比，血管直径误差小于 1.3 毫米，空间误差小于 4 毫米，在术前规划及实时手术指导中可真实反映肝脏脉管精确空间位置关系，减少手术潜在的并发症。此外，3D 打印技术在小儿亲体肝移植中也有突破。该手术面临的主要问题是由于成人供肝体积与患儿腹腔不匹配，需要在不损伤脉管系统的基础上修整供肝至合适体积。添岛（Soejima）等利用 3D 打印技术将先天性胆道闭锁的患儿腹腔结构及其父亲的供肝完整复制，从而精确测算供肝体积及患儿腹腔容积，成功实施肝移植。上海市第一人民医院利用 3D 打印技术成功打印出捐肝者的肝脏仿真立体模型，指导医师更快、更准确地完成了一例复杂的小体积移植物原位肝移植，将患儿与其母的肝脏各取一半，完美拼接在一起，术后母子均快速恢复。

3D 打印技术在器官移植领域有着光明的前景，但打印费用偏高、效率较低、时效性受限等问题也限制了这一技术的应用。随着技术的不断发展，这些问题有望得到解决，从前被视为禁区的复杂肝脏手术将变得可视化。同时，3D 生物打印活体肝组织也会在基础及临床研究中得到更大应用，为医学的发展提供强大的科技助力。

四、异种移植技术在国外的开展现状

2022 年 1 月 7 日，美国马里兰大学医学院外科医师团队成功将一颗基因编辑的猪心移植到 57 岁的心衰患者大卫·贝内特(David Bennett)体内。这是自 1992 年紧急叫停异种移植 30 年后的首例人体异种移植。尽管贝内特在接受猪心移植手术后约 2 个月去世,但这一科学事件为异种器官移植的发展带来了可能。

出于肝移植技术的成熟开展,供肝日显不足,我国的供肝短缺形势尤为严峻。据统计,我国等待肝移植的患者大大超过了供肝数量,这意味着绝大多数患者直至死亡都无法得到供肝。为缓解这一问题,我国采取了积极行动,如加强公民逝世后器官捐献的宣传以扩大心脏死亡后器官捐献数量、推广活体肝移植、劈离式肝移植技术等,但目前效果还比较有限,短期内无法突破供者短缺的困境。供体器官短缺这个全球性的严峻挑战,再度引发了全世界对异种移植广泛而深入的研究,跨物种的异种移植已成为医学领域竭力探索的课题。20 世纪 90 年代以来,随着分子生物学、生物工程技术的飞速发展,异种移植的研究热潮再度兴起,不仅引起了医学界,还引起了包括伦理学界、法学界、政府以及社会公众的广泛关注。

自 1968 至 2012 年,猪的肝脏移植到非人灵长类动物体内最长仅能存活 9 天,移植后的超急性排斥反应(hyperacute rejection, HAR)是造成受者死亡的主要原因。2000 年,西班牙拉米雷斯(Ramirez)采用了基因修饰技术,将基因修饰猪的肝脏移植到了狒狒体中,使 HAR 得到有效改善,狒狒术后存活 8 天,肝脏存活期间功能正常。2002 年,美国研究团队利用基因敲除技术,培育出 α-1,3-半乳糖苷转移酶基因敲除猪(GTKO 猪)[①]。GTKO 猪可有效缓解 HAR。近年来,与外源性凝血因子及共刺激通路阻断技术的联合使用,进一步显著延长了异种肝移植受者的存活时间,使异种肝移植技术具备了进入临床试验的基本条件。2016 年,美国麻省总医院通过术后补充外源性全谱系凝血因子,使移植了小型 GTKO 猪肝脏的狒狒术后存活 25 天。有学者在此基础上拟定了一套完整的猪-猴异种肝移植方案,借鉴了异种心脏移植和肾移植长期存活的经验,使移植后狒狒存活时间延长至 29 天,且输血需求明显减少。

目前,异种器官移植已在多个国家探索性开展。异种肝移植在国外主要应用于暂时无匹配供体肝的急性暴发性肝衰竭患者,起"桥接过渡"作用,暂时维持患者肝功能,使他们能有更多时间等到合适供体肝。而异种移植的供体主要来自猪,这是因为猪与人类的解剖结构、生理状态近似,而且目前已有成功的经验和技术可用于猪的组织配型和基因修饰。至于非人灵长类动物,虽然与人基因更为接近,但由于数量稀少、繁殖率低、饲养成本

---

① α-1,3-半乳糖苷转移酶基因敲除的英文为 α-1,3-galactosyltransferase gene-knockout(GTKO),这种基因敲除的猪简称 GTKO 猪。

高、生长周期慢以及可能涉及的伦理问题,并不作为异种移植首选的供体。

1992 年 10 月 11 日,美国西达-赛奈医疗中心紧急为 1 例因自身免疫性肝炎所致暴发性肝功能衰竭患者实施异种肝移植,试图进行过渡性治疗以此等待合适的同种供肝,供肝来自野生型的尤卡坦小型猪(Yucatan miniature swine)。为抑制免疫反应,术前采用特异性抗体移出及血浆洗脱法清除了受者血液中 90% 的天然抗体,术后采用"环磷酰胺+环孢素 A+前列环素 E1+硫唑嘌呤"的四联免疫抑制方案。手术顺利完成,术后 6 小时后金黄色胆汁不断流出,各项实验室指标显示肝功能恢复良好,各个器官系统的功能都有明显的改善。然而,患者最终因小脑疝在匹配同种供肝到来前 2 小时死亡。尸检发现移植肝内抗体补体成分沉积,主要血管出现广泛出血性坏死及大量闭塞性血栓,提示可能有大量新的抗猪抗体迅速生成,引发 HAR 所致肝组织坏死。该病例是目前唯一以猪为供体的异种肝移植临床病例,虽然结果以失败而告终,但该病例异种供肝有功能存活 20 小时,受者存活 34 小时,足以证明猪的肝脏可在人体内发挥一段时间的功能,从而使异种肝移植在紧急情况下起到桥接同种肝移植治疗的目的。

随着动物实验的不断成熟,如何进行安全、有效、符合伦理的异种肝移植临床试验值得深思。急性暴发性肝功能衰竭、早期移植肝失功能的患者因无法及时获得肝源,死亡率高达 80%。对于此类患者,如能使用异种肝移植作为桥接,患者将有更多时间等到合适的肝源进行同种肝移植,提升存活概率。2022 年初,全球首例猪心临床异种移植已获得初步成功,而不到半个月后,猪肾移植再传捷报,这标志着动物器官移植人体技术又向前迈出了重要一步。

(顾劲扬、丁翰)

第三章
人体器官移植遵循的伦理指导原则和法规

为规范器官移植的发展,全球很多国家和地区根据本国和本地区的实际情况制定了相应的法律和规范,WHO 和国际移植学会(The Transplantation Society,TTS)等组织也发布了相关原则予以指导。

一、国际人体器官移植伦理原则和规范

(一) WHO 的人体器官移植指导原则

1. 1987 年 WHA40.13 号决议

1987 年 5 月 13 日,第 40 届 WHA 通过了 WHA40.13 号决议,发布了《人体器官移植指导原则》(*Development of Guiding Principles for Human Organ Transplants*),共包含 9 条指导原则。

2. 1989 年 WHA 42.5 号决议

1989 年,WHA 呼吁会员采取适当措施,防止买卖人体器官用于移植,并通过了与此相关的 WHA 42.5 号决议。

3. 1991 年 WHA 44.25 号决议

1991 年 WHA 44.25 号决议发布了《世界卫生组织人体器官移植指导原则》(*Guiding Principles on Human Organ Transplantation. World Health Organization*),该指导原则是对 1987 年 WHA 40.13 号决议发布的人体器官移植 9 条原则的完善。

4. 2004 年 WHA 57.18 号决议

2004 年 WHA 57.18 号决议要求 WHO 继续审查和收集关于异基因移植的做法和安全性等内容,以及包括活体器官捐献在内的伦理问题的全球数据,以更新《世界卫生组织

人体器官移植指导原则》。

5. 2008 年 WHA 执行委员会 123/5 形成的草案

2008 年 5 月,第 61 届 WHA 执行委员会第 123 届会议形成了《世界卫生组织人体细胞、组织和器官移植指导原则(草案)》(WHO Guiding Principles on Human Cell, Tissue and Organ Transplantation, Draft)(EB 123/5)。该草案共包括 11 条指导原则,涉及人体细胞、组织和器官移植问题。2008 年 7 月,我国卫生部印发了这一指导原则草案,11 条原则具体如下。

指导原则 1:如果已得到符合法律规定的任何同意意见,以及没有理由相信逝者生前反对这种摘取,那么,可以从死亡或者活体捐献人身上摘取细胞、组织和器官用于移植。

指导原则 2:确定潜在捐献人死亡的医生,不应直接参与从捐献人身上摘取细胞、组织或器官,或参与随后的移植步骤;这些医生也不应负责关照此捐献人的细胞、组织和器官的任何预期接受人。

指导原则 3:逝者的捐献应显现出其最大的治疗潜力,但成年活体捐献人可在国内法律允许的范围内捐献器官。活体捐献人一般应与接受人在基因、法律或情感上有关系。活体捐献在以下情况下才可接受:捐献人知情并获得其自愿同意,已保障对捐献人的专业照料和完善组织后续步骤,并已审慎执行和监督捐献人选择标准。应以完整和可理解的方式告知活体捐献人,其捐献可能存在的危险、捐献的益处和后果;捐献人应在法律上有资格和能力权衡这些信息;捐献人应自愿行动,不受任何不正当的影响和强迫。

指导原则 4:除了在国家法律允许范围内的少数例外情况,不可出于移植目的从未成年人身上摘取任何细胞、组织或器官。应当具备保护未成年人的具体措施,在任何可能情况下都应在捐献前获得未成年人的同意。对未成年人适用的内容也同样适用于没有法定能力者。

指导原则 5:细胞、组织和器官应仅可自由捐献,不得伴有任何货币支付或其他货币价值的报酬。购买或提出购买供移植的细胞、组织或器官,或者由活人或逝者近亲出售,都应予以禁止。禁止出售或购买细胞、组织和器官不排除补偿捐献人产生的合理和可证实的费用,包括收入损失,或支付获取、处理、保存和提供用于移植的人体细胞、组织或器官的费用。

指导原则 6:可依据国内法规,通过广告或公开呼吁的方法鼓励人体细胞、组织或器官的无私捐献。应禁止登广告征求细胞、组织或器官并企图为捐献细胞、组织或器官的个人提供或寻求付款,或在个人死亡情况下,为其近亲提供或寻求付款。参与对此类个人或第三方付款的中间行为也应予以禁止。

指导原则7：如果用于移植的细胞、组织或器官是通过剥削或强迫，或向捐献人或逝者近亲付款获得的，医生和其他卫生专业人员应不履行移植程序，健康保险者和其他支付者不应承担这一程序的费用。

指导原则8：应禁止所有参与细胞、组织或器官获取和移植程序的卫生保健机构和专业人员接受超过所提供服务的正当费用额度的任何额外款项。

指导原则9：器官、细胞和组织的分配应在临床标准和道德准则的指导下进行，而不是出于钱财或其他考虑。由适当人员组成的委员会规定分配原则，该原则应公平、对外有正当理由并且透明。

指导原则10：高质量、安全和功效好的操作程序对捐献人和接受人同样极为重要。对活体捐献人和接受人双方都应进行细胞、组织和器官捐献和移植的长期效果来评估，以记录带来的好处和造成的伤害。移植用人体细胞、组织和器官属于具有特殊性质的卫生产品，其安全、功效和质量水平必须不断加以维护并做到最大化。这需要有高质量的系统加以实施，包括可追踪机制和防范机制，并伴有不良事件和不良反应的情况报告，这对国内和输出的人体产品都应如此。

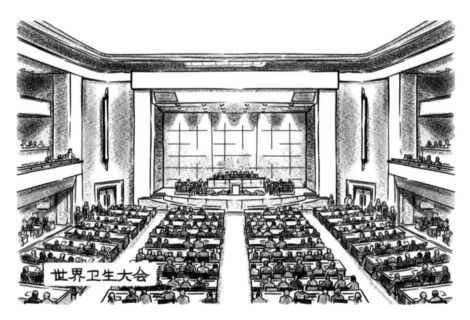

从1987年起，WHO通过并持续修订了《人体器官移植指导原则》，该指导原则为以治疗为目的的人体细胞、组织和器官的获取和移植提供了一个有序的、符合伦理标准的且可被接受的框架。WHO通过WHA形成系列决议，推进指导原则不断完善。

指导原则 11：组织和实施捐献和移植活动以及捐献和移植的临床后果，必须透明并可随时接受调查，同时保证始终保护个人匿名以及捐献人和接受人的隐私。

6. 2010 年 WHA 63.22 号决议

2010 年 5 月，WHA 63.22 号决议批准了《世界卫生组织人体细胞、组织和器官移植指导原则》(*WHO Guiding Principles on Human Cell，Tissue and Organ Transplantation*)，该指导原则系在 EB 123/5 相应草案基础上进行的更新，仍包含 11 项，为器官移植以及以治疗为目的的人体细胞、组织和器官的获取提供了可接受的伦理标准及框架。

由于 WHA 各决议对人体器官移植相关的指导原则始终处于更新和完善的过程中，其决议名称相似但不尽相同，因此本书详细列举了各决议所涉及指导原则的中英文名称演变，以供对照参考。

(二) TTS 的活体捐献准则

1986 年，TTS 公布了有关活体捐献、捐献肾脏的 7 条伦理准则。

伦理准则 1：只有在找不到有血缘关系的捐献人，且无合适的尸体捐献人的情况下，才可接受无血缘关系者的捐献。

伦理准则 2：相关医师及接收人应确认捐献人出于利他的动机，且在无压力下签署知情同意书，也应向捐献人保证，摘除器官后如发生任何问题，相关医师及接受人均会给予帮助。

伦理准则 3：不可向没有血缘关系者恳求，或以物质条件为诱惑，劝说其捐献肾脏。

伦理准则 4：捐献人必须达到法定年龄。

伦理准则 5：活体无血缘关系之捐献人在伦理、医学与心理学方面的捐献标准应与有血缘关系之捐献人一样。

伦理准则 6：为避免买卖器官嫌疑，接受人或亲属或支持捐献的机构均不可向捐献人支付费用，补偿捐献人在捐献期间因无法工作所造成的损失及其他有关捐献的开支除外。

伦理准则 7：必须由有经验的医院为捐献人与接受人进行诊断和手术。医院中其他医护人员应为捐献人提供帮助和支持。

(三)《伊斯坦布尔宣言》

2008 年 4 月，TTS 和国际肾病学会在土耳其伊斯坦布尔召开了国际峰会，发布了《伊斯坦布尔宣言》(*Declaration of Istanbul on Organ Trafficking and Transplant Tourism*)。该宣言界定了器官移植旅游、器官移植交易、器官移植商业化等新概念，提出了 13 条伦理原则,旨在进一步规范活体器官捐献,反对器官买卖和器官交易。

原则1:为预防和治疗器官衰竭应开展综合性项目(包括临床和基础领域的研究)。

原则2:应给晚期肾病患者提供有效的透析治疗以降低肾移植等待期死亡率。

原则3:来自尸体或活体器官捐献的器官移植应成为符合医学标准的器官衰竭患者的更佳治疗手段。

原则4:每个国家或司法体系都应通过立法规范尸体器官的获取和利用。

原则5:可供移植的器官应分配给所有适合的接受人,而不应考虑性别、民族、宗教、社会和经济地位等因素。

原则6:与移植相关的政策应将提供给捐献人和接受人以最佳医疗照顾为首要目标。

原则7:政策及相关程序的制定和实施应使可供移植的器官数量最大化。

原则8:器官交易、旅游和商业化违背了器官移植应遵循的平等和公正原则。

原则9:每个国家的卫生行政主管部门应监管器官移植临床实践,以确保公开透明和安全有效。

原则10:建立全国范围内的尸体器官和活体器官捐献人移植注册登记制度是监管的核心环节。

原则11:每个国家或司法体系都应努力实现器官捐献的自足,即为需要移植的居民提供充足数量的器官。

原则12:只要国家之间的器官共享合作能够保护弱者并促进捐献人和接受人之间的平等,同时不违背以上原则,那么这种合作就不会影响本国器官供应的自足。

原则13:利用弱势个人或群体并诱导他们捐献器官的行为违背了打击器官交易、旅游和商业化的战略。弱势群体包括但不限于文盲、贫困者、非法移民、政治或经济难民等人群。

二、我国人体器官移植相关法律法规

为了维护器官捐献人与接受人的合法权益,确保活体器官移植在法律的框架内规范开展,我国采取了较国际上其他国家更为严格的器官移植尤其是活体器官移植的监管措施,先后出台了《人体器官移植条例》以及30多个配套文件。

2003年8月22日,《深圳经济特区人体器官捐献移植条例》[①]由深圳市第三届人民代

---

① 《深圳经济特区人体器官捐献移植条例》于2003年8月22日由深圳市第三届人民代表大会常务委员会第二十六次会议通过,2003年10月1日起施行。

表大会常务委员会审议通过,该条例首次明确界定人体活体器官移植中摘取与植入器官的法律责任,并对器官摘取与移植过程提出了管理监督规定。

2006年3月,卫生部印发《人体器官移植技术临床应用管理暂行规定》[①],要求对开展移植技术的医疗机构进行技术准入审核,统一标准并严格管理,同时提出了设置"人体器官移植技术临床应用与伦理委员会"的要求。

2007年3月,国务院正式发布《人体器官移植条例》,该条例2007年5月正式施行,这标志着我国人体器官捐献与移植工作体系建设的进步与完善。

2009年12月,卫生部印发了《关于规范活体器官移植的若干规定》[②],在《人体器官移植条例》的基础上,对活体器官移植的要求进行了细化,有效弥补了活体器官捐献的规则漏洞。

2010年,卫生部与中国红十字会总会共同启动了公民逝世后人体器官捐献工作试点,本着立足于中国社会发展阶段与文化传统基础,建立了中国红十字会作为第三方机构进行器官捐献动员和见证的机制,并依据国际通行准则和中国国情,创造性地提出了公民逝世后捐献器官的3类标准:Ⅰ类(脑死亡后器官捐献);Ⅱ类(心脏死亡后器官捐献);Ⅲ类(脑-心双死亡后器官捐献),奠定了器官捐献人死亡判定的理论基础。

2010年,卫生部印发了《中国人体器官分配与共享基本原则和肝脏与肾脏移植核心政策的通知》[③],为公民逝世后捐献器官的分配提供了指导原则和具体标准。

2011年,全国人大常委会通过《中华人民共和国刑法修正案(八)》(以下简称《刑法修正案(八)》),首次提出"器官买卖罪",将器官买卖定义为犯罪行为,进一步深化了器官捐献的法制化建设。

2013年8月,国家卫生计生委出台了《人体捐献器官获取与分配管理规定(试行)》,明确要求各移植医疗机构实施器官分配时必须使用COTRS,任何组织、机构和个人不得擅自分配捐献器官。

2018年,国家卫生健康委员会(以下简称"国家卫生健康委")在《中国人体器官分配

---

① 卫生部:《卫生部关于印发〈人体器官移植技术临床应用管理暂行规定〉的通知》(卫医管发〔2009〕126号)。2006年3月16日发布,2006年7月1日起施行。

② 卫生部:《卫生部关于规范活体器官移植的若干规定》(卫医管发〔2009〕126号)。2009年12月28日发布,自印发之日起施行。

③ 国家卫生计生委对《卫生部关于印发中国人体器官分配与共享基本原则和肝脏与肾脏移植核心政策的通知》(卫医管发〔2010〕113号)进行了修订,并制定了心脏、肺脏分配与共享核心政策,形成了《中国人体器官分配与共享基本原则和核心政策》,于2018年8月发布了《关于印发中国人体器官分配与共享基本原则和核心政策的通知》(国卫医发〔2018〕24号)。

与共享基本原则和肝脏与肾脏移植核心政策的通知》的基础上,增补了心脏和肺脏的分配与共享核心政策,发布了《中国人体器官分配与共享基本原则和核心政策的通知》①。

2019 年 1 月,国家卫生健康委印发了《人体捐献器官获取与分配管理规定》②,对公民逝世后捐献器官的获取与分配进行了系统性的规范,进一步完善了人体器官获取与分配体系,规范了人体器官获取行为,为人体器官捐献与移植事业健康、可持续发展提供了法规层面的保障。

（施敏、黄琦程）

---

① 国家卫生计生委:《关于印发中国人体器官分配与共享基本原则和核心政策的通知》(国卫医发〔2018〕24 号)。2018 年 7 月 12 日发布,自印发之日起施行。
② 国家卫生健康委:《卫生健康委关于印发人体捐献器官获取与分配管理规定的通知》(国卫医发〔2019〕2 号)。2019 年 1 月 17 日发布,2019 年 3 月 1 日起施行。

第四章
医学伦理委员会的起源和发展

———————————————————————————— • ————————————————————————————

　　2006 年,卫生部印发的《人体器官移植技术临床应用管理暂行规定》指出,器官移植必须符合法律法规和医学伦理学原则。医疗机构必须将人体器官移植病例提交本医疗机构人体器官移植技术临床应用与伦理委员会,说明人体器官来源合法性及配型情况,并充分讨论,经同意后方可为患者实施器官移植,等等。这是"人体器官移植技术临床应用与伦理委员会"(以下简称"器官移植伦理委员会")这一名称首次出现在我国部门法规当中,表明我国开始探索使用法规手段化解器官移植与传统伦理冲突。

　　器官移植伦理委员会是器官捐献、器官获取、器官分配及器官移植的过程中伦理监督的重要形式之一,其目标是尽可能使器官移植在公平、公正的环境下进行,在器官移植技术的临床应用中具有重要地位。那么,器官移植伦理委员会究竟是怎样的一个组织,它是怎么形成的?

一、国外医学伦理委员的起源和发展

(一) 产生背景

　　什么是医学伦理委员会? 医学伦理委员会通常为独立组织,由医学专业人员、非医务人员及法律专家组成,负责核查临床研究方案及附件是否合乎伦理原则,从而确保临床研究受试者的安全及权益。

　　医学伦理委员会的产生与 20 世纪 60 年代兴起的一门学科——生命伦理学有着非常紧密的联系。生命伦理学的兴起有着特殊的社会历史背景。第二次世界大战结束后,国际社会制定并出台了《纽伦堡法典》(*Nuremberg Code*)。《纽伦堡法典》是第一部人体试验国际准则,是受试者保护的里程碑式文件。该法典的核心内容是规范人体试验,保护参

与试验的人类受试者,首次提出了知情同意的必要性、对社会的公益性等原则。1964 年,在芬兰赫尔辛基召开的世界医学会(World Medical Association,WMA)第 18 届大会发表了著名的《赫尔辛基宣言》(*Declaration of Helsinki*)。该宣言详细论述了涉及人类受试者的医学研究应遵循的道德原则和操作规范,使受试者保护制度进入了实践层面。《赫尔辛基宣言》要求:"试验方案应提交给一个特别任命的、独立于研究者和申办者、不受不适当影响的伦理审查委员会研究、评定、指导或批准。"这可以说是设立医学伦理委员会开展临床试验伦理审查工作的起点。

生命伦理学兴起的另一个时代背景是同时期生命科学和临床医学技术的革命性进展,这些新技术在某些方面引发了前所未有的伦理争论,对传统的医学伦理学提出了挑战。这些难题通常极为复杂,涉及多个学科领域,如是否应撤除植物人状态患者维持生命的治疗和设备、如何分配稀缺的移植器官、怎样处置有缺陷的新生儿,等等。医务人员从医学角度往往难以找到合理的可以普遍接受的解决办法,这促使社会各界开始广泛深入地思考如何将伦理学和医学科学结合起来。于是在发展过程中出现了决定血液透析人选的"上帝委员会(God Committee)"、卡伦·安·昆兰诉讼案(the Karen Ann Quinlan Case)①、塔斯基吉梅毒实验(Tuskegee Syphilis Study)②等一些里程碑式的案例,不仅对生命伦理学的发展产生了深远的影响,还直接促使将生命伦理学应用于解决医学实践的独特组织——医学伦理委员会的产生。

(二)雏形

美国是世界上最早成立伦理委员会的国家。早在 20 世纪 60 年代初,就出现了类似伦理委员会的组织模式的雏形,这就是围绕稀缺医疗资源分配问题决定谁能获得血液透析机会的"上帝委员会"。

1939 年,荷兰的威廉·考尔夫(Willem Kolff)发明了第一台"人工肾脏",即利用自动泵在体外建立血管通路,透过透析管将净化后的血液重新输入患者体内。由于条件所限,当时的血液透析仅限于抢救急性肾衰竭和中毒的患者。1960 年,美国的贝尔丁·斯克布里纳(Belding Scribner)在同事的帮助下,改良了威廉·考尔夫的透析机,成功挽救了一名

---

① 1975 年,美国时年 21 岁的卡伦·安·昆兰因药物和酒精等原因而缺氧,并进入植物人状态。卡伦的父母决定撤除她的呼吸机,让她有尊严地离开人世,但未得到医生的同意。该事件引发了多起法律诉讼,并引起了关于死亡权利的广泛讨论。

② 1932 年,美国公共卫生部发起了一项研究梅毒自然病程的实验,并在亚拉巴马州的塔斯基吉招募了数百名非洲裔黑人男性作为实验对象。在 20 世纪 40 年代发现青霉素能够治疗梅毒后,研究人员未对这些实验对象进行相应治疗,以致很多人在其后的数十年间相继死亡或传染家人。一直到 1972 年,该研究才被揭露。

晚期肾衰竭患者,使其通过反复间断血液透析,存活了 11 年。这一技术的成功,开启了慢性肾衰竭患者的血液透析治疗的新时代。1962 年,贝尔丁·斯克布里纳所在的华盛顿州西雅图市瑞典医学中心成立了"西雅图人工肾脏中心",这所世界上首个透析中心最初仅有 3 台透析机,每两周可为 9 名患者进行一次透析,使面临死亡的肾衰患者通过透析长期维持生命。但是,需要血液透析的患者远远不止 9 名,而血液透析机器又非常昂贵,短期内不可能增加。于是,新的伦理问题产生了:"当不能全都活下来的时候,谁应该活下来?"医学中心为了解决这个透析资源分配的难题,以便公正合理地选择血液透析患者,成立了西雅图人工肾脏中心行政与政策委员会(the Seattle Artificial Kidney Center's Admissions and Policies Committee)。这个委员会由律师、牧师、家庭主妇、银行家、政府官员、工人代

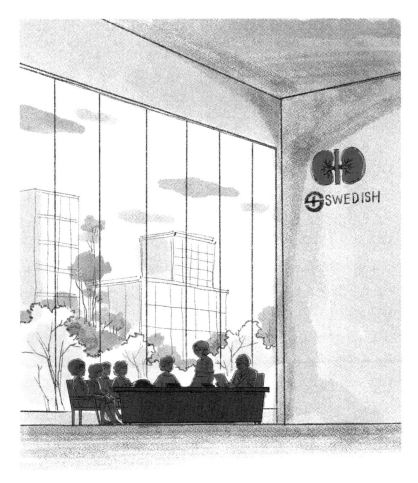

20 世纪 60 年代,美国西雅图瑞典医学中心成立的"西雅图人工肾脏中心行政与政策委员会"由不同身份的 7 个人组成,他们遴选患者接受肾脏透析、享受稀缺医疗资源,被称作"上帝委员会"。

表和外科医师 7 人组成,他们在遴选透析患者时,将患者的年龄、性别、收入水平、财产净值、婚姻状况和赡养人数、情绪的稳定性、接受治疗的能力、教育背景、职业、既往表现和未来潜力等作为参考和衡量因素。从一定意义上来说,这个委员会掌握着接受血液透析服务患者的生存机会,可以决定谁能获得血液透析的机会从而活下来,因此在当时被称作"上帝委员会"。尽管他们的选择标准和程序备受争议,但可以说,这是第一个接近现代医学伦理委员会的组织,且引发了关于如何更好地解决这一问题的广泛而深刻的讨论。医师们在日常临床诊疗决策中会遇到很多伦理难题,通常他们会在充分权衡医疗风险和获益后,从患者可能的最佳医疗获益出发,提出治疗方案建议。但是在有些情况下,仅依据医学标准和医师的判断,难以做出公正合理的伦理抉择。如果医师们遭遇棘手的伦理难题时,可以提交给一个相应的组织进行评议,并且根据评议结果开展医学活动,以避免医师难以抉择甚至无所适从,这正是医学伦理委员成立的初衷。

(三) 发展

今天,医疗机构中所设立的医学伦理委员会承担了很多医学活动的评估和审查的职能,这些职能包括针对某种医疗技术的临床应用决策,例如器官移植、辅助生殖和产前诊断,以及针对涉及人的医学研究的审查和监督。近几十年来,正是由于医学研究伦理的高速发展,带动了医学伦理委员会的整体建设和完善。

为适应社会和医学发展的需要,1953 年美国在部分大学建立了委员会审查制度,并出台了最早的关于临床研究程序的集体讨论指南。1966 年,美国制定联邦政策,要求每项由美国卫生与公众服务部(United States Department of Health and Human Services, HHS)资助的研究项目都必须经过机构伦理审查委员会的审查。这是第一部关于保护参与医学研究的人类受试者的国家政策。1969 年,HHS 修订了机构伦理审查委员会准则,首次提出委员会的成员不仅应具备理解研究性质的科学能力,还必须能够判断研究的可接受性,如该研究是否与机构规则、职业标准或相关法律有冲突,是否能被所在的社区接受等。1971 年,加拿大的《医学道德指南》(*Medico-Moral Guide*)中提出建立医院伦理委员会的建议。1975 年,美国《医学伦理学杂志》第一期探讨了伦理委员会的职能及组织架构,促进了伦理委员会的发展。1983 年 4 月,美国召开全国医院伦理委员会会议,专题讨论"机构伦理委员会在制定医疗决定中的作用",同年颁布了《美国医疗保健机构道德委员会准则》。至 20 世纪 80 年代末,美国国内建立医学伦理委员会的医院已达 60% 以上。同期,英国、德国、加拿大、澳大利亚等欧美国家的医院或研究机构也相继建立起医学伦理委员会。日本在 1982 年开始逐步在各大学设立医学伦理委员会。如今,医学伦理委员会在保障受试者安全和权益、规范生物医学研究等方面发挥着越来越重要的作用。

二、我国医学伦理委员会的发展

我国对于现代医学伦理学的研究始于 20 世纪 80 年代。1981 年 6 月,我国举办了第一次医学伦理道德学术讨论会,对医学伦理学的意义、范畴、对象和任务等基本问题展开了研究与讨论。此外,会议还对安乐死、器官移植等一些当时属于研究实践前沿的伦理道德问题进行了初步的探讨。目前普遍认为这次会议是我国现代医学伦理学的起点。

1987 年出版的《生命伦理学》阐述并探讨了包括辅助生殖、遗传优生、生命维持和器官移植等在内的多项前沿生命科技的伦理问题,为现代医学伦理学在我国的发展奠定了重要的基础并提供了启示。同年 11 月,在全国第四届医学辩证法学术研讨会上首次公开提出了在条件成熟的医疗机构建立伦理委员会的提议,并建议伦理委员会对人体试验、围产医学、濒死救治等涉及生命伦理的病例进行讨论。

1988 年,中华医学会医学伦理学专业委员会成立,并于 1989 年委托天津市起草了《医院伦理委员会组织规则(草案)》,开启了医院建立伦理委员会的重要篇章。1994 年,中华医学会医学伦理学专业委员会发出了《关于建立"医院伦理委员会"倡议书》,为医院伦理委员会的建立提供了指导。此后,在天津、北京、上海、江苏等地,一批医院成立了我国最早的医学伦理委员会。在这一时期,医院伦理委员会的工作职能主要体现在对生命医学伦理问题的咨询和监督,进而指导医护人员解决医疗工作中遇到的涉及医学伦理的问题。

我国在政府层面对于医院设立伦理委员会的要求始于 20 世纪 90 年代的医院等级评审工作,当时由卫生部颁布了《三级综合医院评审标准》,要求"医学伦理管理委员会承担医疗技术伦理审核工作"。由于将设立伦理委员会纳入了医院等级评审条件,医院伦理委员会的建设迎来了一波高潮,将近 400 家医疗机构成立了伦理委员会。同时,基于相关法规体系的逐步建立和国际交流的日益频繁,伦理委员会从组织架构到规章制度不断进行着自我完善。自 2001 年起,《人类辅助生殖技术管理办法》《人类精子库管理办法》《产前诊断技术管理办法》《药物临床试验质量管理规范》《医疗器械临床试验质量管理规范》和《人体器官移植条例》等法规相继颁布,伦理委员会的设立已经成为这些医疗技术或者临床试验能否在医疗机构开展的必备条件。由于管理范围和审查职能的边界越来越广,在有些医院,单一的医学伦理委员会已经不能适应医疗技术和临床试验的发展需求,于是各类更为专业的、更具针对性的伦理委员会,如临床试验伦理审查委员会、医疗新技术伦理审查委员会、器官移植伦理委员会、生殖医学伦理委员会、产前诊断伦理委员会等相继设立。

三、器官移植伦理委员会的发展

器官移植作为一种新兴技术，从面世之初就面临着各种伦理挑战。为了尽可能平衡这些难题，器官移植开展国政府以及一些国际性的医学组织在实际操作中不断探索器官移植伦理问题的处理原则与方法。1968 年，WMA 规定了医师确定死亡的道德责任和器官移植的道德原则需依据《悉尼宣言》(*Declaration of Sydney on Human Death*)。

美国作为最早开展器官移植技术的国家，从移植手术发展之初就面临着移植技术与传统伦理间的激烈冲突。美国医学协会在 1968 年通过的关于人体器官移植问题的规定，要求医师在与其患者的全部业务关系中，首要关注点必须是患者的健康，医师应以最大的忠诚为患者服务。这种关注与忠诚必须贯彻于医师的全部医疗实践之中，其中包括人体器官移植。为保障器官分配的公正，自 20 世纪 70 年代起，美国的医院伦理委员会开始在会议中讨论器官分配的伦理问题。随着时间的推移，讨论器官分配这一议题逐渐成为伦理委员会的一项重要职责，并且通过广泛的讨论形成了分配器官资源的若干原则。1984 年 9 月，美国政府通过了决议案，将买卖人体器官定义为非法行为，并公布了《统一解剖捐赠法》和美国医学会(American Medical Association，AMA)制定的《器官移植伦理原则》。

我国对器官移植伦理审查及伦理委员会的规范性要求来自 2006 年卫生部制定的《人体器官移植技术临床应用管理暂行规定》，其中对"申请办理器官移植相应专业诊疗科目登记的医疗机构"要求具备"人体器官移植技术临床应用与伦理委员会"，并且对伦理委员会的组成，规定由管理、医疗、护理、药学、法律、伦理等方面的专家组成，且从事人体器官移植的医务人员人数不超过总人数的四分之一。此外，医疗机构在开展每一例人体器官移植前，必须将病例提交伦理委员会进行充分讨论。2007 年由国务院发布的《人体器官移植条例》进一步明确了伦理委员会的工作职责和审查要求，伦理委员会需要对捐献人的捐献意愿、移植手术技术规范、是否符合伦理原则以及有无器官买卖情形进行审查并出具意见。在这些法规和规定的要求下，部分医疗机构成立了专门的器官移植伦理委员会，还有一些医疗机构通过适当改组原有的医学伦理委员会，使原先承担药物临床试验伦理审查的委员会能够同时满足器官移植的伦理审查需求。此后，随着器官捐献和移植工作日益透明、规范，相应的伦理审查也迫切需要标准化、专业化和制度化，越来越多的医疗机构开始设置独立的器官移植伦理委员会，以专门审查本机构所实施的器官捐献和移植。经过 30 多年的发展，我国器官移植伦理委员会在制度体系、机构设置、审查程序和监督管理等方面都趋于完善和成熟。

（施敏、黄琦程）

第二篇
器官捐献

近年来我国大力发展公民逝世后器官捐献事业,目前国内已经基本建立了器官捐献移植体系,公民自愿捐献数量在稳步上升,人体器官捐献量和器官移植实施数量在亚洲均居于首位,在世界上居第二位。从 2015 年至今,公民自愿捐献作为我国器官移植供者的唯一来源,公民器官捐献事业得到了国家的支持和社会各界的参与,越来越多的人自愿加入器官捐献的行列,截至 2024 年 1 月,我国登记成为器官捐献志愿者,已突破 665 万人。但由于我国庞大的人口基数,捐献器官的数量与等待移植的患者需求之间仍存在巨大差距。

第一章
器官捐献的分类和发展现状

一、器官捐献的分类

公民在具有自主能力的情况下,愿意将具有生理机能的器官、组织以及公民逝世后的器官赠与他人的行为,称为器官捐献。

根据不同的分类标准器官捐献可以分为以下 3 类。第一,以供者生命状态不同为分类标准分为活体器官捐献与公民逝世后器官捐献。前者是指公民在生命存续期间向其他患者捐献自己的某一器官或组织,如捐献肾脏、骨髓、献血等;后者是指公民自愿在其死亡之后将自己的器官、组织以及遗体赠与他人的行为,如死后捐献心脏、眼角膜等。实践中通常将器官捐献理解为逝世后的捐献。第二,按照捐献对象的不同分为对象特定的器官捐献和对象不特定的器官捐献。前者是指由供者特别指定捐献对象,这些捐献对象可以是供者的亲属、朋友或其他特定的人,并且接受捐献器官的机构必须按照特定目的使用这类器官;后者由于捐献对象不确定,因此将器官捐献到指定的接受机构,再由器官接受机构提供给受者。第三,按照器官是否应用于临床可以分为临床医疗用器官捐献和非临床医疗用器官捐献。前者是指用于器官移植手术以救治患者,这类器官来源有自体、同种异体以及不同种个体的相同部分(常位)或不同部分(异位);后者是指将捐献的器官应用于科学研究、教学等临床医疗以外的公益性事业,其目标也是为医学服务,以提高医疗技术水平。在实践中,器官捐献多以在临床中进行器官移植为目的。

据 2011 年卫生部发布的《中国心脏死亡器官捐献分类标准》[①],在器官移植实践中探

---

① 卫生部:《卫生部办公厅关于启动心脏死亡捐献器官移植试点工作的通知》(卫办医管发〔2011〕62 号)。2011 年 4 月 26 日发布。

索获得的经验,同时依照国际标准,将国内公民逝世后心脏死亡器官捐献分为3类:中国一类(C-Ⅰ):国际标准化脑死亡器官捐献①;中国二类(C-Ⅱ):国际标准化心脏死亡器官捐献;中国三类(C-Ⅲ):中国过渡时期脑-心双死亡标准器官捐献。由于我国并未对脑死亡进行单独立法,脑死亡者的器官捐献需要由其亲属自愿做出选择,脑死亡后捐献的成功案例较少,并未在我国广泛推广。心脏死亡后捐献的器官,在临床上实施器官获取和器官移植存在很多问题。脑-心双死亡后器官捐献是在供者发生脑死亡后,通过积极的干预手段调整器官功能使供者达到捐献标准,这个分类是在目前脑死亡未单独立法的国情下,过渡时期所提出的创新性的中国标准。心脏死亡器官捐献和脑-心双死亡器官捐献是我国现阶段器官捐献的主要方式。

二、器官捐献的发展现状

(一) 公民对器官捐献事业支持率较低

器官捐献事业在我国起步较晚,经过多年的发展,我国已初步建立了器官捐献移植体系,并且公民自愿捐献数量在稳步上升,人体器官捐献量和器官移植实施数量在亚洲均居于首位,在世界上居第二位。但由于我国人口基数庞大,我国的器官捐献率仍处于较低水平。根据2019年的全球逝世后器官捐献率统计显示,我国的每百万人口器官捐献率(per million population,PMP)仅为4.43;而《中国器官移植发展报告(2019)》统计的结果为,中国2019年PMP为4.16。排在全球首位的西班牙的PMP为48.90,我国的捐献率不足其10%。较低的器官捐献率对我国可供移植的器官贡献不足,急需器官移植的患者中仅有少部分能够进行移植手术,对大量患者而言,无法获取捐献器官只能面临病痛持续折磨,乃至无法生还。中国人体器官捐献管理中心于2012年7月6日经中央机构编制委员会办公室批准成立,是中国红十字会直属单位②。据中国人体器官捐献管理中心数据显示,截至2022年3月31日,我国实现成功救治的器官捐献患者为39 114例,仅占器官捐献有效志愿登记数(4 611 359人)的0.85%。日常医疗活动中,我国每年只有不到6%的人能实现移植,而器官衰竭等待移植的患者不止30万人,捐献数量远远不能满足,这在一定程度上制约了器官移植临床救治工作与移植医学的发展。中国红十字会总会原常务副会长

① 我国死亡分类标准中的脑死亡与其他国家有所不同,是有条件下的脑死亡,除符合脑死亡判定标准,并要在首次判定12小时后再次判定外,还需获得亲属同意,以及案例所在医院和相关领导部门的同意。
② 中国人体器官捐献管理中心是中国红十字会总会直属的公益一类事业单位,主要职责包括人体器官捐献的宣传动员、报名登记、捐献见证、公平分配、救助激励、缅怀纪念及信息平台建设等。

赵白鸽曾说,器官捐献工作只是"万里长征的第一步",要在器官捐献工作中有所突破,仍需要医疗及相关行业的持续努力。

通过对我国器官捐献率影响因素的研究,发现其主要体现在如下方面。

第一,器官捐献立法规则。如前所述,我国并未采取脑死亡相关独立立法,因此脑死亡者器官捐献的成功案例非常有限;而心脏死亡者的器官往往不符合捐献条件亦不能成为潜在捐献人。

第二,脑血管疾病死亡率。国外的相关研究显示,脑血管疾病死亡率与器官捐献率呈正相关,这是由于国外大多数死后器官供者的死亡原因除了交通事故外,就是脑血管疾病,他们因脑死亡而遭受不可逆转的脑损伤并最终实施器官捐献。近年来,我国的器官捐献成功案例中的相关案例也印证了这一点。2021年初,青岛市实施器官捐献的3例供者都是因脑血管疾病去世的。有专家指出,由于心脑血管疾病去世的患者逐年增多,并且有年轻化的趋势,从2016年开始这类疾病造成脑死亡的比例超过了外伤,因此这类器官供者的比例也有所提高。但这一趋势在我国出现的时间较短,并未改变器官捐献率低的现状。

第三,器官移植协调程度和效率。随着人体器官捐献试点工作的启动,我国于2010年3月建立了人体器官捐献协调员制度并在全国开展培训。我国人体器官捐献协调员主要由医疗机构专门人员组成,同时还招募一些社会人员和兼职人员,工作内容包括开展人体器官捐献的宣传动员、信息报送、捐献服务等。由于我国人体器官捐献协调员仅通过国家卫生健康委、中国红十字会总会组织的短期培训即获得聘任,且大多以医护人员为主,因此并未形成器官移植所需的专职协调队伍。加之相关教育不够深入和全面,器官捐献专业理论欠缺和职业素养单薄,导致在具体实践中较难胜任器官移植协调工作,如开展协调工作的程度和效率较难保障,从而使一些潜在的捐献者流失。

第四,各地器官移植技术水平。截至2022年8月,我国具备人体器官移植资质的医疗机构有183家,每家医疗机构具有1种或多种器官移植资质,其中,具备各种器官移植资质的医疗机构的分布是:肝移植114家,肾移植148家,心脏移植72家,肺移植54家,胰腺移植47家以及小肠移植43家。这183家医疗机构大多分布在我国经济较发达地区,如北京、广东、上海、浙江、湖北、山东等省市,而西部地区的具有器官移植资质的医疗机构总体上较少。此外,各地区具有器官移植资质的医疗机构也因技术水平、医疗质量参差不齐而发展不平衡。这就有可能导致一些地区有捐献意愿的捐献者因技术条件限制而无法成功实施器官捐献,从而阻碍我国整体器官捐献率的提高。

第五,传统思想观念。在国外的相关研究中,影响器官捐献率的观念因素主要是宗教信仰,如天主教会更加偏好器官捐献,因为天主教认为器官移植是一项"生命服务",这在欣贝尔(Gimbel)和内图(Neto)的预测模型中均有所体现。我国在器官捐献方面虽受宗教影响不大,但传统观念的影响却始终无法撼动,人们潜意识里认为"身体发肤,受之父母",保存遗体的完整才是对逝者的尊重。尽管随着时代的发展、技术水平的提高以及器官移植成功挽救生命的实例逐年增多,人们对器官捐献给予了肯定,但支持方式多停留在精神和口头层面,付诸行动的仍较少。此外,我国的国民生产总值的水平、高等教育人口比例、家庭是否讨论器官捐献话题、媒体报道内容等因素也会对器官捐献率产生影响。

(二) 器官捐献与器官移植供需比失衡

为了推动我国人体器官捐献工作的开展,国家卫生计生委于 2013 年 8 月印发《人体捐献器官获取与分配管理规定(试行)》,对捐献器官的获取与分配、监督管理等方面进行了宏观层面的框架设计。自 2015 年起,在我国,自愿捐献作为获取可移植器官的唯一来源,公民器官捐献事业得到了国家的支持和社会各界的参与,越来越多的人自愿加入器官捐献的行列。根据《中国器官移植发展报告(2021)》,2015—2021 年,我国公民逝世后捐献器官量累计为 34 606 例,其中 2021 年捐献量为 5 272 例。PMP 从 2015 年的 2.01 上升至 2021 年的 3.73。但是由于我国人口众多,患者数量庞大,器官捐献与移植器官需求之前的供需仍处于不平衡状态。调研发现,我国每年因终末期器官功能衰竭需要移植的患者和器官移植的供需比为 1∶30,也就是说我国每年约 30 万人的末期器官功能衰竭需要移植的患者,却只有 1 万人能够获得器官移植的机会。当 PMP 提升至 10.00 的时候,才能基本实现我国目前的人口基数情况下的器官捐献与移植的供需平衡。从现实情况来看,要实现这一比例还有很长的路要走,这也是我国器官移植事业发展的主要阻碍因素之一。

为了挽救更多患者的生命,更为了我国器官移植事业的进一步发展,一人捐献多个器官救治多人的"大爱捐献"成为缓解器官捐献供给不足的有效方式。2019 年,山东一名年轻男子因车祸不幸离世,亲属同意进行"大爱捐献"。通过中国人体器官分配与共享计算机系统(China Organ Transplant Response System, COTRS)将其肝脏、肾脏、心脏、肺脏及角膜分配给 8 位终末期疾病患者。其中,肝脏经过"区域优先"原则筛选后,匹配给青岛大学附属医院的肝移植等待者。通过详细的术前评估,器官移植伦理委员会认为这名供者较为年轻,且既往没有肝脏基础疾病,肝脏再生能力强,可以进行在体原位劈离,将肝脏"一劈为二",经过修整后,分别移植给 1 名成人和 1 名儿童终末期肝病患者,同时让两个人重获新生。青岛大学医疗集团副院长、器官移植中心主任臧运金解释:"左外侧叶占整个肝脏的 20%～30%,劈给一个儿童,剩下的 70%～80% 给一个成人,就能多救一个人。

在供肝短缺的情况下,只能通过技术创新提高利用率。"技术的创新推动了我国器官移植事业的发展,但同时也反映出这是器官捐献供给不平衡下的应对策略,并不能在根本上扭转器官捐献缺口巨大的现实困境。

活体器官捐献是一种重要的器官来源。众所周知,出于血缘关系的原因,器官捐献供者中来自亲属的活体器官目前被认为是质量最好的,这使得器官移植成功率高,排异反应发生率也相对较低;夫妻间由于生活习性相近,常发生体液接触的行为,这在一定程度上导致夫妻之间存在免疫耐受的情况,同样可减少手术后排斥现象。以肾移植为例,亲属活体肾移植在实施层面具备如下优势:第一,活体器官质量好,能够长期保存血液供给,使肾脏组织处于存活状态,并且热缺血时间和冷缺血时间短;第二,组织配型相容性好;第三,开展器官移植手术的时间机动灵活,可以在受者生理状态最佳时进行移植,从而提高手术的成功概率;第四,由于术后排异反应小,受者服用药物较少,在减少药物毒副作用的同时还能减轻经济负担,延长其生存时间和提高生存质量等。但是,我国来自亲属的活体器官移植的比例仍然较低,《中国器官移植发展报告(2020)》的数据显示我国 2020 年亲属间活体肾移植 1 638 例,而美国每年要开展亲属间的肾移植达 6 500 例。可见,这类活体器官的供给同样非常有限,面对临床上庞大的器官需求仍是杯水车薪。

(三) 器官捐献相关法律体系尚不完善

世界上最早的器官捐献立法是 1947 年丹麦率先制定的《人体组织摘取法》,随后1948 年美国制定了《统一尸体提供法》。1968 年,美国通过了国家特别委员会的《统一解剖捐赠法案》(*Uniform Anatomical Gift Act,UAGA*),主要规定了人体器官获取组织(Organ Procurement Organization,OPO)的相关职责,即成立 OPO 负责收集和管理器官信息。到了 1974 年,美国所有的州均采纳了这一立法。由于我国开展器官移植技术较晚,因此,相关立法的起步也较晚。

为了规范人体器官移植、保障医疗质量、保障人体健康、维护公民的合法权益,2007年 3 月 31 日国务院发布了《人体器官移植条例》,并于 2007 年 5 月 1 日正式施行。在《人体器官移植条例》的指导下,我国器官移植事业更加规范,逐步建立了人体器官移植的工作体系,对医疗机构开展人体器官移植资质实行准入管理,并对移植数据进行动态监测。除了加强对器官移植工作的日常监管,还对器官移植领域出现的诸如器官买卖等违法违规行为开展专项整治活动。在此基础上,2009 年卫生部印发了《关于规范活体器官移植的若干规定》,强调了活体器官移植的监管,要求各省级卫生健康管理部门要加强对辖区内所有活体器官移植情况的审核。2011 年 4 月,卫生部印发《关于进一步加强人体器官移植监管的通知》,要求在全国范围内开展人体器官移植专项整治行动。2012 年 8 月 13 日,卫生部新闻发言人表示卫生部与公安部建立了协作机制。此外,我国各省级行政部门为规范器官移植技术的实施还制定了相关的地方性法规或规章。

虽然我国针对器官捐献的立法逐步进行调整、规范,但在具体实务中仍会因其存在不足而陷入现实困境。主要表现在以下几方面。

首先,现有行政法规的调整范围有限。由国务院颁布的《人体器官移植条例》属于行政法规,法律位阶较低,因此在调整器官捐献和移植过程中的各项法律关系时受到限制。特别是违法摘取公民活体器官、器官买卖等行为需要结合《刑法修正案(八)》的相关规定进行调整。此外,从《人体器官移植条例》具体内容来看,其规定重点在于如何对人体器官移植进行行政性管理,而对于法律主体之间医疗行为的规范和约束不够,并且器官捐献人与接受人之间的权利和义务关系缺少明确的规定,当合法权益受到侵犯后很难依据这一法规得到保护。

其次,地方法规和规章普适性不足。针对器官移植,很多省级行政区域出台了地方性的规定,而地方性法规作为器官移植的一般性法律依据,虽然其效力受到地方立法机关的认可,但不适用于全国范围,缺乏普适性。如上海、深圳等地出台的《上海市遗体捐献条例》①和《深圳经济特区人体器官捐献移植条例》等地方性法规,用以解决器官捐献和移植过程中面临的医疗问题和法律纠纷。但是,基于地方性法规和规章的地域性,这些"条例"和"办法"并不能从根本上解决全国范围内的遗体器官捐献和移植问题,并且在开展跨地区的器官移植时还会出现如何适用相关法律法规的问题。

最后,器官捐献过程中的权利冲突问题。《人体器官移植条例》第八条指出,"公民生前表示不同意捐献其人体器官的,任何组织或者个人不得捐献、摘取该公民的人体器官"。但是,该条款只是肯定了公民生前对其逝世后遗体器官捐献的绝对处置权,并没有规定亲属反对实施逝者生前捐献意愿时应当如何处理,即当捐献人与其亲属决定权发生冲突时该如何处理并未进行规定。因此,实践中常出现逝者愿意捐献遗体器官,但是由于其亲属对器官捐献的反对以及对捐献和移植工作的不配合,致使遗体器官捐献备受阻碍,甚至无法完成逝者的捐献意愿。

(四) 供者器官的评估及维护

器官移植效果的关键在于临床上能否及时准确地评估和维护供者功能,做好这一点

---

① 《上海市遗体捐献条例》于 2000 年 12 月 15 日由上海市第十一届人民代表大会常务委员会第二十四次会议
   通过,2001 年 3 月 1 日起施行。

就可以在一定程度上提高器官利用率,同时保障器官功能。我们可以认为,供者器官功能的评估和维护最终决定了捐献器官成功移植品质。当患者病情已经进展到不可逆转的死亡或脑死亡状态时,在确认供者已经处于脑死亡或有明确不可逆脑损伤后,在应用或解除生命支持时,应主要考虑捐献器官的最佳预后。正如《尸体器官捐献供体及器官评估和维护规范(2019 版)》[①]开篇所阐述的:供者评估和维护、器官功能评估与选择、器官功能维护、器官保存和运输是逝世后捐献器官过程中的主要内容,决定了器官移植的疗效与安全。

关于器官评估及维护,具体的评估目的包括:第一,明确捐献类型,规范捐献流程;第二,登记供者所有的各方面信息,便于器官功能的维护;第三,对器官种类、数量、可匹配程度进行评估;第四,避免供者来源性疾病的发生,保障器官移植的安全。在评估内容上,包括基本评估内容和特殊评估内容。其中,基本评估内容有基本信息、现病史、既往病史、个人史、家族史;特殊评估信息有捐献类型的评估、供者来源性感染的评估、肿瘤供者的评估、脑炎供者的评估、颅内出血供者的评估等。供者器官捐献前的体液内环境、血流动力、代谢一般处于失调状态,这会导致循环血容量以及器官组织灌注失衡,从而使得捐献器官功能衰竭。通过医疗手段改善器官的灌注和氧合,纠正组织细胞缺氧,可以最大程度保护器官功能和形态,提高捐献器官的品质和总体数。供者维护的基本措施包括完善监测系统、循环系统功能支持、呼吸功能支持、纠正水电解质和酸碱失衡、预防感染和抗感染治疗、抗炎和免疫调节、纠正凝血功能障碍、体温管理。临床上可采用"4 个 100"的量化指标:收缩压>13.3 千帕(100 毫米汞柱),尿量>100 毫升/小时,动脉血氧分压>13.3 千帕(100 毫米汞柱),血红蛋白>100 克/升。

当出现潜在供者时,积极按照相关制度展开器官捐献劝导协调以及供者器官的评估与维护工作是十分重要的。实践中经常会出现这种情况:从发现潜在供者到器官获取前的器官维护超过数十小时甚至更长时间,而在这一过程中极易造成潜在供者的流失。有研究显示,大连市友谊医院肾移植中心在回顾其主导参与的 89 例潜在器官捐献案例时发现,其中仅 23 例捐献成功,而未成功的 66 例中有 11 例是由于潜在捐献者病情加重,导致肝功能衰竭或肾功能衰竭造成的。通过进一步分析总结,发现这些失败案例存在医学方面的原因,例如由于内环境监测不够,导致严重的血容量不足和电解质紊乱以及酸碱失衡,最终导致捐献失败。该研究还指出,针对这一原因引发捐献失败的结果,有必要重新

---

① 为了进一步规范尸体器官捐献供体及器官评估和维护,中华医学会器官移植学分会组织器官移植专家制定了这一规范。

考量器官捐献流程中重症监护室(ICU)医师的工作重点。患者循环血容量与内环境的监测与维护本应是 ICU 医师的强项,但是器官获取前还是出现了肝肾功能衰竭情况而未能成功捐献,说明当潜在供者脑死亡确认并获得亲属知情同意后,ICU 医师的治疗重点并未转变为以器官功能维护为主,这说明器官捐献及器官功能维护的相关知识宣教不足,以及 ICU 医师对这项工作的重视程度不够。

(杨阳、李枞)

第二章
公民逝世后器官捐献的伦理原则和挑战

一、器官捐献的伦理原则

（一）知情同意原则

知情同意，是一个兼具法学与伦理学特征的概念。在法学领域，知情同意又称"明示同意"。公民逝世后捐献器官的知情同意，应当根据逝者生前的捐献意愿进行，当有捐献意愿时，捐献人有权了解有关移植手术的一切情况，并可以自主决定是否捐献器官。同时知情同意还隐藏两层含义：一是在供者生前曾明示不同意捐献器官的情况下，任何人都不得代为同意捐献或摘取器官；二是供者方有权在任意环节悔捐，需要以书面形式发出撤销捐献器官的意思表示，任何人都不得以任何理由请求强制捐献，包括受者。知情同意是各国医学实践中普遍采取的行为准则，在器官捐献过程中通过知情同意可有效保障供者的知情权和自主权，因为有的供者虽是自愿捐献，但当其对捐献的性质、捐献过程以及相关风险缺乏深入了解时，其做出同意捐献的意思表示并不是真实的，可能带有盲目性，而知情同意后的自愿捐献则可规避这一问题。

在伦理学领域，知情同意原则体现了伦理学上的尊重自主原则，即要求相关人员通过充分掌握信息而将其自主选择权进行最大化的处理。可以说，这是实施医疗干预的基石。在器官捐献过程中，相关人——即受者和供者（包括供者亲属）的知情同意，特别是捐献一方的同意必须是无条件、无例外的真实意愿。不管是采用脑死亡标准还是心脏死亡标准，摘取供者器官的必要前提就是知情同意原则。

知情同意要求医师明确告知不同死亡标准的选择。尽管我国还未对脑死亡单独立法，但脑死亡后捐献的器官拥有明显的质量优势，有利于受者的长期生存。提高脑死亡标准的认同度对于器官捐献事业的促进作用是毋庸置疑的。但是，供者虽已离世，但医师不能仅将其视为获取器官的来源,人本身的终极价值才是关注重点。因此,医师有义务告知亲属两种死亡标准的同时存在,以及不同标准对于捐献器官的影响,从而有利于亲属自主做出是否捐献以及在何种情况下捐献的决策。当亲属无法接受脑死亡标准时,医师不得以脑死亡标准有利于器官捐献而对供者亲属进行倾向性的劝说而使其接受这一标准。

有效同意是医师尊重个体或亲属自主权的体现。无论是采用何种死亡标准,逝者的身体都会因为摘取器官的行为而遭到破坏,摘取的器官虽然已与身体分离,但作为身体重要的组成部分应当受到尊重,这亦是对逝者身体完整性的尊重。摘取器官破坏身体完整性之所以能够得到伦理学辩护是因为这是通过知情同意得到授权的,这亦符合将人当成目的而非手段的道德要求。有效同意也是是否能撤除脑死亡患者生命维持装置的必要条件。当个体被医师确定脑死亡后成为潜在的供者,此时人体器官捐献协调员应当就是否同意捐献器官而取得患者亲属的意见,患者亲属既可以选择捐献,也可以选择不捐献。只有在患者生前同意且亲属也同意的基础上才能进行器官摘除,这也是对脑死亡患者器官捐献程序正当性的保障。换言之,对于采用脑死亡标准的逝者而言,脑死亡并不是能够执行器官捐献的根本原因,只有基于知情同意摘取器官才能得到伦理学的辩护。

知情同意虽然是按照器官捐献相关规定必须实施的流程,但并非遵循程序正义就能使得捐献流程毫无瑕疵。在获取知情同意的过程中,应当对影响实质正义的一些问题予以考虑:如避免该过程中可能存在的利益冲突,参与征求捐献意见的人体器官捐献协调员、摘取器官的医师、照顾受者的医师都是器官移植过程中的利益相关者,因此彼此间的身份不应交叉,以免损害供者或受者的权益;又例如应当对器官本身的可捐献性进行甄别,尽管有些供者签署了知情同意书自愿捐献器官,但对于器官本身能否摘取和移植应当做出谨慎的判断,包括对器官的功能要进行仔细的评估,对潜在受者移植后的预后要有充分的考虑。

目前,国际上关于器官捐献采用的知情同意方式分为两种:一是选择性加入(opt-in),二是选择性退出(opt-out)。前者是指个体通过填写器官捐献卡或者登录捐献系统登记同意捐献器官的意愿,待死后由其近亲属或指定代理人同意后进行捐献,如果近亲属缺席,则通过法院授权进行捐献,目前我国采取的就是这种方式;后者是指个人明确表示不同意死后进行器官捐献,并在器官捐献登记系统中登记表明不同意,而未登记者则视为同意捐献,采取这种方式的国家中,有些是允许近亲属或代理人在个体死后反对捐献的,世界上最早通过立法使用选择性退出机制的西班牙,他们在这一制度中取得了器官捐献的较大成功。

（二）共济原则

器官移植手术中捐献的器官有"生命的礼物"之称，可见其中蕴含着利他主义的内核，通过相关立法鼓励公民自愿、无偿捐献器官亦可看出其背后的利他主义精神支柱。利他主义是在特定时空条件下一个个体以牺牲自己的适应性来增加、促进和提高另一个个体适应性的表现。最早由 19 世纪法国哲学家和伦理学家奥古斯特·孔德（Isidore Marie Auguste François Xavier Comte）提出，并将这一概念引入道德理论，作为他的伦理学体系的基础。孔德认为，人类既有利己的冲动，又有利他的冲动。如前所述，鼓励公民自愿、无偿捐献器官并不能缓解器官供需不平衡的问题，因为在这一关系中能够秉持利他主义捐献器官的供者数量不能满足日益增长的器官需求。为了挽救亟需器官移植的患者生命，通过激励更多的人参与器官捐献才能实现这一目标，当利他主义不能起到激励作用时，必须寻求新的指引原则。共济原则以共善为人类社会的总体目标，体现"我为人人，人人为我"，器官供者在增益患者健康福祉的同时，亦能够惠及自身。综合看来，共济是一种对共同利益、目标、标准的意识和对某一群体统一的心理感觉产生的共情，它在本质上是片面的，因为人们常常只对某个内部群体的成员感到共济。由此可见，共济是在特定群体内的一种利他形式。然而，有观点认为，共济原则本质上并不是利他主义，二者有着本质区别。因为利他主义没有条件限制，并具有以帮助他人为目的、不期望有精神或物质的奖励、利他者是自愿的且可能会有所损失等特征；而共济原则是以他人的回报为条件的，是"你帮我，我也帮你"，通常是基于某种强大的动机来唤起某一群体成员间的相互依存感，或许当下并不能获得回报，但其成为对于未来的期待，它也被认为是社会正义要求的先决条件。

在实践中，许多器官捐献者都可能存在某种目的而实施捐献行为，因此难以实现绝对的利他主义。例如，有些人以能帮助他人而感到幸福，其自身的快乐是做出捐献行为的动机；有些人虽乐于帮助患者实现健康的目的，但同时他们也关心个人的某些利益，如为了弥补因捐献器官损失的时间或收入而接受相应的补偿。尽管这些捐献行为都怀有某种动机，甚至很难分辨其真正的动机，但于器官捐献本身而言，纯粹的利他主义似乎并不是必要的。可见，现实中很多器官捐献行为都不能定性为利他主义，而是出于共济。为了激励更多的人参与器官捐献事业，基于共济原则给予捐献者或注册捐献者一定程度的回报，如在获取器官时具备一定的优先权，这种方式能够得到伦理学的辩护。目前，我国也已开始积极采用此类激励措施，如器官捐献者的亲属拥有分配优先权；又如，逝世后捐献器官者的直系亲属、配偶、三代以内旁系血亲，且登记成为中国人体器官捐献志愿者 3 年以上的，如果需要进行肝脏、肾脏、心脏、肺脏的移植，则在同一分配层级内的等待者中具有获得优先权。如果能够在利他主义原则指引下进行器官捐献当然是符合最初的立法目的的,但如果为了提高器官捐献率而以共济为原则,又不影响利他主义的动机,则共济原则理应得到支持。由此可见,捐献者以利他主义为动机的捐献行为是值得赞扬的,但共济则是更为基本的原则。

(三)非商业化原则

随着对器官移植需求的不断增长,器官资源短缺已经成为世界性的问题,器官移植存在很大的缺口并非我国所独有的现象。据 WHO 统计,每年全球只有不到 10％的器官移植需求得到满足。因此,全球范围内人体器官移植的供需矛盾滋生了国际器官黑市交易,甚至愈演愈烈。为了遏制器官交易的犯罪行为,一些国际组织很早便以宣言的形式呼吁各国制止人体器官的商业化利用,并且促使全球大部分国家和地区通过立法明文禁止以任何形式对人体器官和组织进行买卖。1985 年的第 37 届世界卫生大会(World Health Assembly,WHA)通过了《制止人体器官交易宣言》,号召各国政府采取有效措施制止人体器官的商业化利用。1987 年的第 39 届 WHA 表达了对人体器官商业交易的关注,在 WHA 40.13 号决议对此进行采纳。然而,人体器官的跨境走私并未因上述宣言、决议的出台而禁止。WHO 在 1989 年的 WHA 42.5 号决议中呼吁所有会员采取适当措施,防止移植用器官的买卖。该决议还对因器官移植而遭受侵害的儿童等弱势群体提出:"再也不能对人类的不幸进行剥削了,特别是对儿童和其他弱势群体,为器官移植而进行的器官买卖违背了人类基本的伦理规则,对此的认识要进一步深入。"1991 年,WHA 44.25 号决议批准了《世界卫生组织人体器官移植指导原则》,该指导原则影响着全球 60 多个国家和地区在器官移植立法及专业守则和做法方面的制定。2004 年,第 57 届 WHA 根据移植医学的发展以及对器官移植实践认识的逐步演化,形成了 WHO 第 WHA 57.18 号决议,要求 WHO 总干事促进国际合作并对会员在防止器官贩运方面的工作提供支持。2003 年,《深圳经济特区人体器官捐献移植条例》第三条第一款明确规定:"捐献人体器官实行自愿、无偿的原则,禁止以任何方式买卖人体器官"。2007 年,《人体器官移植条例》第三条规定"任何组织或者个人不得以任何形式买卖人体器官,不得从事与买卖人体器官有关的活动"。

然而,有观点主张在人体器官买卖方面应将活体器官与逝者器官相区别,不应全面禁止人体器官的买卖。该观点认为,对于那些处于贫困中的家庭而言,经济援助或许是最直接的回馈。如果器官捐献者是家庭中的主要劳动力,他的离世会对家庭经济情况产生根本性改变,那么通过对捐献者提供经济援助缓解其家庭困境也是一种公平。但是这一观点并未被普遍采纳,其主要原因在于其没有考虑到死后器官捐献本质——人类间的互助。关于反对对器官捐献者进行经济援助的伦理辩解如下:首先,以经济手段激励死后器官捐献,利用家庭的经济脆弱性迫使某个成员同意捐献,会造成其真实捐献意图的难以辨别,还会造成家庭其他成员为了经济利益而不顾逝者本身真实意愿进行捐献的问题。其次,虽然对于失去主要收入来源的家庭来说,通过捐献逝者器官而获取经济援助能够暂时缓解经济负担,但这实质是以出卖器官为代价,对于逝者是不仁慈且显失公平的。从社会整体角度看,并没有哪项制度规定要向所有困难家庭提供经济援助,因此以经济方式援助那些捐献器官的困难家庭的行为会加重社会的不公正。利益诱导下的器官捐献很难探究捐献家庭背后的真实意图,或许是为了获取经济利益而被迫做出的选择,因此该行为是对捐献家庭贫困处境的利用。而且,如果捐献器官就能获得经济收入,那么对于那些不同意捐献器官以及不适合捐献器官的家庭而言这也是一种社会不公正的体现。

(四)合理补偿原则

目前,大部分国家和地区通过立法严格禁止器官买卖,鼓励自愿、无偿捐献对于保障捐献者的权利、维护器官捐献体系的良性发展起到了推动作用,但这并不意味着捐献者不应得到合理、适当的补偿。在此,应当区分两个概念——以经济援助为名行器官买卖为实和通过捐献器官获取合理补偿的区别。众所周知,买卖行为是双方就标的达成合意,卖方出售商品,买方以同等价值的价款购得的过程,那么器官买卖就是卖方出售器官,买方以与器官价值相同的价款购得,由于法律明令禁止器官买卖,因此这一行为属于运用非法手段获取利益。而通过捐献器官获取合理补偿是对供者因捐献行为而付出的个人代价的合理满足。前者的禁止已被全球大多数国家和地区的法律所采纳,而后者是近年来才被逐渐认同的,是附属于自愿、无偿器官捐献制度中的激励机制之一。

尽管人们已经认识到对器官供者进行合理补偿有利于推动这项事业的发展,但在实践中仍会面临诸多伦理困境,因此该措施并未以法定形式加以推进。目前很多国家都在立法中提倡公民自愿、无偿捐献器官,但均是笼统的规定,如我国的《人体器官移植条例》第七条规定"人体器官捐献应当遵循自愿、无偿的原则。公民享有捐献或者不捐献其人体器官的权利;任何组织或者个人不得强迫、欺骗或者利诱他人捐献人体器官";《深圳经济特区人体器官捐献移植条例》第三条第二款规定"鼓励个人身后捐献人体器官"。实践中,人们对器官捐献供者进行合理补偿的呼声越来越高,其原因在于仅仅靠个体的"自愿"并不能起到激励作用,通过被动等待供者来填补器官移植需求的巨大缺口的效果也不明显,器官供求的瓶颈将会长期存在。正如申卫星等学者提出器官捐献中的激励话题是基于这样一个悖论所产生的:一方面,器官来源严重缺乏,需要更多的人加入捐献"生命礼物"的队伍;另一方面,单纯依靠人类的善良和无私,无法从根本上解决供者来源缺乏的问题。针对这一问题,全球经济学、法学、社会学等领域的专家展开了很多深入的讨论,但实践中自愿捐献的器官数量仍不乐观。即便是在一些发达国家,器官捐献系统已经相对完善,但基于利他而实施的捐献仍未得到有效实施,每年仍有很多人因等不到合适的器官而遗憾离世。供给长期不足,而需求却越来越大,逐渐加大的器官供需缺口说明现有的捐献政策仍需完善。

合理补偿原则为缓解器官供需不平衡的问题提供了新的解决思路,如有学者提出"物质激励""有偿捐献"的应对策略,但对此的反对声也不绝于耳。首先,对于以物质形式进行合理补偿的形式,反对者认为这样的供者就不是纯粹的"捐献者",而应当定性为"卖方",因为"物质激励"并不是用于教育公众改变认知、劝导逝者亲属捐献器官或者进行专业培训的额外的费用,它已经从根本上改变了器官获取的性质;其次,对于"有偿捐献",反对者认为这只是"卑劣的委婉的说法"罢了,始终改变不了其付费获取器官的本质。事实上,"激励"(incentive)与"付费"(payment)是有区别的,因为激励并未超越"购买"的限度,因此器官捐献者不能定性为"卖方"。器官捐献的合理补偿是使供者不会因为捐献行为而陷入经济困境,从而加重其经济负担,但也不会让他们因捐献行为而获取过多的利益,应致力消除经济因素对捐献行为的影响和阻碍,这样做不仅符合道德规范,还是对 WHO 相关指导原则和一些国际规范的遵循。例如,供者在捐献过程中可能会产生很多费用,如对供者及其器官的适宜性的评估费用、为了捐献器官需延长在 ICU 停留的时间而产生的费用,乃至供者逝世后的丧葬费用等,这些费用如果都让供者亲属支付则会为其带来较大的经济负担,并且原本捐献器官就是一个善举,却因此而加重自身经济压力也会打破其心理上的平衡感。因此,适当的经济补偿有利于鼓励更多的人参与进来。当然,这些补偿并不能来自受者,而是应当由政府或相应的移植基金会提供相关费用。有研究表明,以色列通过消除影响捐献的经济障碍后,肾脏的器官捐献率得到了大幅提高,并且得到了澳大利亚、加拿大和荷兰的努力效仿。如果能够在立法上给予器官捐献的合理补偿一个明确的性质界定则会进一步推进这一原则的实施。

二、器官捐献面临的伦理挑战

(一)有待跨越的观念与现实障碍

1. 对儒家善终观的片面理解

与西方社会不同,我国国民的生死观深受儒家传统文化的影响,死亡一直被国人设定为隐秘的话题,虽被人们普遍认知却又深藏于每个人的内心深处,不敢触碰。在生命完结之际,寻求善终成为人们重拾这一禁忌话题的勇气。这也说明,寻求善终根植于中国人的死亡观中,对死亡的思考已被纳入生存的伦理关系中。人们普遍认为儒家伦理好生恶死,过多地强调如何生活,而对于死亡一般不大重视。孔子云:"未知生,焉知死?"事实上,儒家看重生却并未忽视死,其对于死亡的观点围绕天命而展开。儒家强调君子要"知天命、畏天命、顺天命"的安排。天命的实现必须经由君子的实践展开,君子通过承担起应尽的责任,来实现"仁"这一儒家的道义原则。可见,生命的道德价值与自然价值相比,儒家更重视前者。在生死问题上,仁义更具价值,即生命的道德价值是衡量死亡意义的标准。如孔子有云:"朝闻道,夕死可矣。"也正因如此,儒家很少关注生理上的自然死亡,而是主张提升人们的道德修养、反思生命的道德意义、知晓生死的一体性。从这一角度看,就不难理解儒家为何持有善终的观点,以及对于破坏人的身体完整性的排斥。

儒家看中生者身体的完整性,也重视逝者身体的完整性,这并不是源于对个体自主性的尊重,而是一个人通过身体与父母之间建立了联结,是其于世间出处的证明。《孝经·开宗明义》有云:"身体发肤,受之父母,不敢毁伤,孝之始也①。"意思是个体身上的一切都是父母给予的,绝不能受到丝毫毁损和伤害,爱惜自己的身体、不让父母忧心就是对父母的孝敬,是最基本的行孝行为。这也说明儒家理念下,人若想实现善终,就要保持身体的完整性,以体现对父母的孝道。据《礼记·祭义》记载,孔子曾说:"父母全而生之,子全而归之,可谓孝矣。不亏其体,不辱其身,可谓全矣②。"意思是说,父母生下你时你是一个完整的个体,当你离世之时必须将完整的躯体归还给父母,这才是对父母的孝敬。不损毁自己的身体,不辱没自己的身份,才称得上完满。可见,儒家讲求的孝道中人的"全生全归"是一项重要的因素,个体有义务保持自己身体的完整性直至死亡。这一儒家经典要求对现世仍产生了深远的影响,根植于人们的观念之中,成为人们反对器官捐献的理由之一。

然而,现世中的人们是否透过表面意思理解了其真正的内涵,即儒家的"善终"是否就意味着个体任何情况下都要绝对地保持身体的完整性,可否有例外情况?解开这一疑问就要从损毁身体的目的和方式去考察。事实上,儒家善终主张的身体保全是指不能对身体做无谓的损伤,如以自残的方式结束自己的生命、沉迷于生活中的恶习而使疾病缠身等。但这并不是要求个体绝对地保持身体的完整性,当基于行善的目的而向亲属或陌生人捐献器官时,是从更宏观的服务于社会的理念出发体现孝道,这并不违背儒家的善终观。可以这样理解,儒家的善终观除了体现对父母的负责与孝敬,还体现在对他人及社会的贡献之上,从而遵从"仁"的道义原则,实现更大的人生价值。因此,对于儒家善终观的

---

① 皮锡瑞:《孝经郑注疏》,中华书局,2016,第13页。
② 戴圣:《礼记》,中华书局,2017,第163页。

片面理解导致人们出现抵触器官捐献的行为,造成器官捐献率长期处于较低的水平,无法满足广大患者的移植需求。

2. 对亲情的难以割舍

受儒家文化影响,我国是一个亲情观念很重的国家,这是一种基于亲缘关系建立的情感,真挚而浓厚,在人们心中占有非常重要的位置。有研究显示,亲情的产生有其遗传学依据,并影响亲人间的伦理行为。当人类社会未形成道德规范约束人的行为时,人与人之间没有产生道德义务,大多是依靠亲缘关系进行互助,这就是同类或同族之间的亲情或恻隐之情,也是人与动物在道德意义上的相通之处。这一结论得到了进化论者的支持,他们认为,动物行为中最接近于"人类道德"的就是对同类的恻隐之心与同情,犹如人类无条件地对亲人的关心与爱护,这显然不是有了道德规范的调整而产生的情感。20世纪60年代威廉·汉密尔顿(William Hamilton)的研究表明,亲属间所表现出来的利他主义的程度与他们共有的基因数目成正比。美国社会生物学家爱德华·奥斯本·威尔逊(Edward Osborne Wilson)也发现,人类的社会性行为与其生物学起源和基因结构有关,并且这不是人类独有的表现,昆虫、动物等的社会行为均起源于此。所以,威尔逊认为人类社会中出现的亲人间的互助行为以及由此产生的伦理准则均是基于"亲缘选择",因为亲人在遗传学上具有共同的基因。这也形成了社会生物学领域的一个重要理论——亲缘选择理论,即近亲之间广泛存在利他主义行为。尽管个体都是自私的存在,但由于其与亲人体内具有共同的基因,因此天然地具备忠于不同个体的亲情,这亦能保障亲近的同类个体的生存。

情感是人与外界融通的纽带,在人类精神生活中占有根本性的地位,人类众多的情感中亲情是最普遍的存在,是与个体生命同时出现的本源性情感。"吾人亲切相关之情,发乎天伦骨肉,以至于一切相与之人,随其相与之深浅久暂,而莫不自然有其情分。因情而有义。父义当慈,子义当孝,兄之义友,弟之义恭。夫妇、朋友乃至一切相与之人,莫不自然互有应尽之义。"[1]在儒家思想无声浸润的现代中国家庭中,亲情观念依然占有重要的地位,影响着人们的精神生活。在我国,很多人生前未明确表示不愿捐献器官,在其死后对近亲属开展器官捐献协调工作,近亲属仍不愿捐献。导致这一结果的原因之一是近亲属与逝者之间难以割舍的亲情,在面对作为供者的亲人和陌生的受者时,人们自然地倾向于维系与亲人间的情谊,而选择忽视受者的治疗需求。

3. 对死在"家"中的青睐

受儒家思想的影响,我国形成了一种特有的家文化。对于临终者而言,他们对去世地

---

[1]　梁漱溟:《中国文化要义》,上海人民出版社,2018,第95页。

点的选择大多倾向于在家里。因为"家"不仅是物理意义上个体饮食起居的场所,还可以隐喻为亲情血缘的纽带,在为个体带来安全感的同时,还在本体意义上为人们追溯了生命价值的来源。"家"的印记深深地镌刻个体的记忆之中,无法磨灭,它承载着所有人对生活的最终幻想和归属,所以临终者选择在家中去世亦带有落叶归根的意义。在现代社会,人们依然看中死亡之时身处何处,身边是否有亲人的陪伴,对于死亡的来临是否已做好各项准备(如财产的分配、与亲人的道别、对后代的期许等),死亡前的身心状态,等等。有关这些因素的考量都是基于个体对"家"的重视和依恋。特别是在医疗技术快速发展的今天,很多临终者的死亡已经不可逆,却还可以依赖生命支持系统存活,那么就会有人放弃医院的无效拖延治疗,选择回归家庭享受最后的天伦之乐。回到熟悉的家庭环境,临终者会反思自己的一生是否有意义,于家庭而言是否做出了贡献,于亲人而言是否尽到了应尽的义务,亲人能否给予自己正向的评价,等等。这些反思有利于个体接受死亡并安然离世。但是,对于死后进行器官捐献的个体来说,在家中去世则成为一种奢望。为了保持待捐器官的功能,供者需要在 ICU 中维持生命体征,以等待匹配的受者;受者匹配后即可开展器官移植手术,那么就需要在供者死后很短时间内摘除捐献的器官。上述流程都是在家中无法实现的,因此当临终者怀有在"家"去世的观念时,其就无法成为潜在的器官捐献者,这在一定程度上阻碍了器官捐献率的提升。

4. 对器官捐献体系的信任不足

近年来,随着媒体对器官买卖黑色产业链的曝光,一些人对于器官捐献持有不信任的心理,如质疑器官捐献流程不透明、担心自己捐献的器官可能会遭遇买卖、顾虑器官分配过程中的不公平分配问题等。正因上述问题的存在,导致部分民众在面对"器官捐献"时望而却步,这甚至成为一些调查中人们不愿成为器官捐献者的主要原因。可见,抛开传统观念的影响,获取民众的信任也是器官捐献体系中的一项不可忽视的重要工作。

(二)意愿、自治与权利

1. 器官捐献者的自我决定权

在明确何为器官捐献者的自我决定权之前,首先应了解医学领域患者自我决定权的起源和含义。1914 年,在美国纽约州地方法院的斯柯伦道夫案(Schioendorff *vs*. Society of New York Hospital 案)①,法官本杰明·内森·卡多佐(Benjamin Nathan Cardozo)基于保护患者的自主决定权和身体完整性的要求,提出了"同意规则",并在判决中第一次使用自我

---

① 美国人斯柯伦道夫(Schioendorff)的胃部发现一个纤维瘤,纽约一家医院的医生建议他手术切除,他拒绝了,仅同意在麻醉下检查肿瘤性质。医生在他麻醉时趁机切除了肿瘤。术后,他出现了肢体坏疽,于是发起诉讼。法院认定,在未经原告同意的情况下,医生的行为构成了人身伤害。

决定权的概念:"所有具有健全精神状态的成年人,都有决定对自己身体作何处置的权利。医师如不经患者同意而对其进行手术,则构成伤害罪,应承担损害赔偿的责任。"换言之,所有人的身体权都应得到尊重,这既是对人的尊严性权利的尊重,又是对人的自由、生命、人格的统一性权利的尊重。在医疗环境下,患者因患病导致身体的某种不健全,但只要其是精神状态健全的成年人,就有是否允许医师处置自己身体的自我决定权。目前,自我决定权已经发展成为一个法律上的概念,是意思自治原则的体现。尽管患者可以充分行使自我决定权,但这并不是不加限制的随意行为,在行使自我决定权过程中如果与他人的权利或社会公共利益产生冲突,则应在医疗实践中加以限制。

随着器官移植技术和伦理的不断发展,器官捐献者的自主决定权已成为这一领域的主要议题之一。通过对患者自我决定权的了解,可以总结出其具体含义:器官捐献者的自我决定权就是指自然人自由地决定是否捐献自己的器官而不受干涉的权利。但是对于捐献者行使这项权利的行为亦要进行一定的限制,不得盲目地以捐献者已做出自主决定作为摘除器官的唯一条件。首先,对于捐献者的意思自治进行严格审核。这一要求的根本原因在于,器官移植技术在为人类解除病痛的同时亦会存在诸多伦理挑战,特别是涉及器官捐献者时,应最大限度地保障其各项权益。因此,需要严格审核器官捐献者在行使自我决定权时的意思自治是否真实。这一做法源于国际司法领域的法律适用原则"严格核准下的当事人意思自治",指在对重要的权益进行规制时尽管当事人表示同意但还是需要经过法律规定的严格审查。"严格核准下的当事人意思自治"是保障患者和人类最佳利益的要求。概言之,我们对于器官捐献者自我决定权的尊重,一定是在保障人类安全以及不存在任何伦理困境的前提下进行的,因此要对其捐献自愿的真实意思表示进行严格审核,做出适当的限制。其次,对于器官捐献者身体健康的适宜性进行评估。根据《中国公民逝世后器官捐献流程和规范(2019 版)》规定,对于潜在器官捐献者要进行两步身体评估(ABC-HOME 评估方法①),包括年龄、脑损伤、脑死亡、禁忌证、循环情况,以及病史、器官功能、用药情况和内环境等。如果器官捐献者的身体状况不符合上述评估项目的指标要求,即便自主决定捐献且意思表示真实,也无法实施捐献行为。上述即是基于负责任的原则对器官捐献的自主决定权做出的适当限制,以规范器官捐献行为。

2. 亲属参与器官捐献决定的伦理反思

器官捐献者的自我决定权除了受到意思自治真实性的审核以及身体健康适宜性的评

---

① ABC 为初步评估,包括年龄(age)、脑损伤和脑死亡(brain damage)、禁忌证(contraindication)、循环(circulation);Home 为进一步评估,包括病史(history)、器官功能(organ function)、用药(medication)、内环境(internal environment)。

估外,在实践过程中还会被家族意见所左右。尽管现代的家庭观念已逐渐深入人心,家庭成员之间不再如从前那样形成紧密的联系并相互影响,但面对器官捐献时个体仍不能完全脱离家族意见而独自做出是否捐献的选择,即无法实现绝对的自主。在家族利益面前个体往往会做出妥协,但表面看来这并不是被迫的,而是其深思熟虑之后的最为合理的决定,因此也被家庭成员认为是理所当然的。例如,一些有捐献意愿的个体,在亲属的反对声中最终可能放弃捐献器官,特别是有逝世后捐献意愿的个体,很可能由于近亲属不能积极执行捐献行为或直接拒绝捐献,而导致其捐献权利的灭失。在面临抉择时个人通常会顾及家族整体的价值取向,从而产生生命个体的非个我化倾向。

事实上,亲属参与器官捐献决定是全球的普遍现象。为了解不同国家在这一方面的真实情况,2012 年罗森布拉姆(Rosenblum)等对 54 个国家展开了调查。该调查结果显示,尽管这些国家对器官捐献采取不同的同意模式(推定同意模式或明确同意模式),但绝大部分国家的器官获取过程中都会有近亲属参与进来。即便是个体生前明确表达了捐献器官的意愿,近亲属仍会对此发表自己的看法,而且很多国家中他们的意见都会被采纳。例如,该调查中只有 4 个国家不支持家庭的反对意见,还有 4 个国家虽然只需要个体进行器官捐献登记即可成为潜在捐献者,但在摘取器官前仍然要与其近亲属进行沟通。我国的《人体器官移植条例》也明确了近亲属有权参与器官捐献。可见,亲属在器官捐献实践中占有重要的地位,他们的意见往往能影响器官捐献协调工作的走向。然而,亲属权利的扩大势必会削弱个体的权利,当二者意见一致时并不会产生太多影响,但是一旦二者意见相左就会出现权利如何分配、谁具有优先权等现实问题。

第一,谁是器官捐献的最终决定者? 这个问题理论上有 4 种情况:一是个体对器官捐献拥有最终决定权;二是亲属对器官捐献拥有最终决定权;三是优先保护同意权;四是优先保护反对权。器官捐献决定权的归属问题一直是学界的研究重点,一种观点认为捐献者本人拥有最终决定权,原因在于亲属并没有理由获得最终决定权,无论是与逝者的亲情关系,还是基于家庭自治权,个体的捐献决定权都是独立的,任何人、机构,甚至是国家都无权代替个体本人做出决定。另外,如果个体生前没有明确表示是否捐献器官,则亲属就会因此陷入选择的困境,为避免这一局面,器官捐献的最终决定者应是捐献者本人。另一种观点认为亲属拥有最终决定权,其理由是全球很多国家都通过立法承认亲属有权参与器官捐献,以及一些传统观念导致家庭对有关成员对重大事项具有决策权。关于器官捐献中谁的意见被优先保护的问题,学界一直未有明确的定论,各个国家大多是基于相关政策共同参考个体及其亲属的意见,并积极寻求二者的平衡。同时,也有一些国家只承认个体的同意权,而亲属的反对意见不被考虑;相反,用亲属的反对权对抗个体的同意权的国家也是存在的,例如我国在现实中就会出现这种情况。

第二,个体意愿不明时亲属能否代理决定? 对于这一问题,如果是从我国现行立法的角度看答案是肯定的,很多实践中的案例也是这样操作的,但这并不能遮蔽其中的争议之处。首先,亲属的代理决定权是如何取得的? 目前,对于亲属代理决定权的取得方式有授权说、最佳利益说和利害相关说这3种。当个体生前并未明确表示逝世后捐献器官的,亲属也很难取得其授权,因此基于授权取得代理决定权的说法在现实中的可操作性存在困难;如果说亲属取得代理决定权后会从逝者最佳利益角度来决定是否捐献也是不成立的,因为亲属无法探究逝者的真实意思,亦不能确定何为于逝者利益最佳;利害相关说的依据是认为亲属是与逝者最具有利害相关性的人,所以能够取得代理决定权,这种观点忽视了一点,即亲属与逝者并不是利益完全一致的,有时候亲属为了个人或者家庭的利益做出的选择很可能与逝者的意愿相悖。所以,亲属的代理决定权缺乏合乎伦理的取得途径。其次,亲属的代理决定权可能会侵犯逝者的自主权。如前所述,亲属做出是否捐献的决定往往是站在个人或家庭的角度进行利益平衡的结果,无法做到对逝者自主权的绝对尊重,而逝者的真实意愿这时往往已无从考证,这也是亲属在抉择时可能与逝者真实意愿产生偏离的一个重要原因。

第三,亲属的器官捐献反对权能否被优先保护? 这一问题实则是器官捐献过程中,当个体与亲属意见不一致时,究竟以谁的意见为准的选择。主要分为两种情况:一种情况是个体明确反对捐献器官,亲属却同意捐献。针对这种情况,各个国家的解决方法比较一致,即尊重个体的意见,亲属无权推翻这一决定,这在法理和伦理方面都能得到辩护。另一种情况则是个体同意捐献器官,但亲属对此提出反对意见。目前全球范围内仅有少数实行器官捐献卡制度的国家只根据个体意愿实施捐献流程,而不采纳亲属意见。包括我国在内的大多数国家都会或多或少地考虑亲属对此事的态度,即保障亲属的否决权。如《中国心脏死亡器官捐献工作指南》中规定"如果家属中有一方反对器官捐献,即使潜在捐献者生前有捐献意愿,也不应进行器官捐献"。实践中,除了近亲属的反对意见会被采纳以外,一些近亲属以外的亲人的态度也会成为医务人员考量的范围,特别是亲属间的意见也难以达成一致时,往往不会实行捐献。以上两种情况下反对权的权利人和相对人都是一致的,从理论上来说权利实施的后果也应是相同的,但相关规定以及实践中却是两种截然不同的结局。那么,为什么亲属反对捐献的权利会被优先保护? 为什么亲属意见不一致时仍然以反对捐献为优? 事实上,这两种情况都是以不捐献的意见为优,可以说这是一种保全思想,但这种思想与保障捐献个体权利这一伦理基本原则的冲突应如何去衡量并取舍,值得我们进一步讨论。

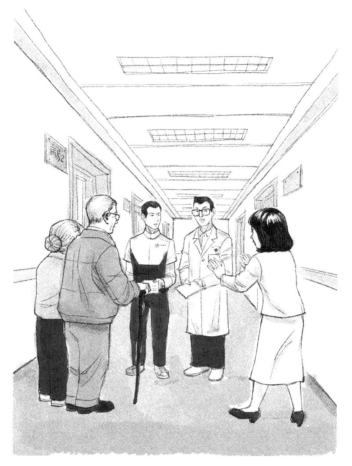

一些有器官捐献意愿的个体,可能会在家属的反对声中最终放弃捐献;还有些想在逝世后捐献器官的个体,可能因为近亲属在其逝世后反对捐献而无法达成心愿。

（三）利他与激励机制

1. 完全利他的器官捐献制度及其面临的挑战

《人体器官移植条例》第七条规定:"人体器官捐献应当遵循自愿、无偿的原则。公民享有捐献或者不捐献其人体器官的权利;任何组织或者个人不得强迫、欺骗或者利诱他人捐献人体器官。"从制度内容来看,我国主张器官捐献的完全利他行为,即个体以损害自己身体的完整性为代价,自愿捐献器官以挽救受者的生命,使其身体恢复健康,且个体及其家庭并不会因捐献行为而获取任何回报。完全利他的制度设定将器官捐献定性为人类生命的互助行为,要求捐献个体具有高尚的道德品质,与其相适应的就是高度成熟的器官移植技术,以及被社会大众广泛认可的器官捐献体系,这样才会有更多的人不计回报地捐献器官。不可否认,器官捐献的完全利他性对于一个道德品质高尚的个人或者一个道德水准普遍高尚的理想社会而言是合适的,正确的。但在现阶段,要求每一个个体或者至少绝大多数的个体都能形成高尚道德品质,从而实现可适应器官捐献完全利他性的理想社会,显然是不现实的。对于器官捐献事业处于起步阶段的我国来说,自愿、无偿捐献在事实上难以匹配器官移植的高速发展。

器官捐献的完全利他性对公众的信任感形成了挑战。器官捐献是器官移植链条上的重要环节,只有获得了捐献的器官,器官移植医师才能发挥其专业的技术,受者也才能因此获救。在这一链条上,医方付出了劳动而收获了医疗费用,受者付出了医疗费用而收获了健康,唯有器官供者无私地捐出自己的器官以及因此付出的时间、金钱和健康,却因无偿捐献原则而不能获得任何补偿或回报,因为无偿即代表了受者完全有权利拒绝支付报酬,这也成为器官捐献制度被质疑的原因。有人认为,是无偿原则掩盖了器官移植过程中出现的获利行为,从而催化出公众的不信任感,对器官捐献制度产生怀疑,最终导致自愿、无偿捐献器官的人越来越少,加剧了器官捐献供需的差距。器官捐献本身是一种高尚的行为,值得赞扬,但是公众因完全利他的要求而排斥这一善举,说明是这项制度使公众游离于器官移植事业之外。亚当·斯密(Adam Smith)在《国民财富的性质和原因的研究》(*An Inquiry into the Nature and Causes of the Wealth of Nations*)(简称《国富论》)中提出,人类的生存需要同胞的协助,单靠别人主动的恩惠是不足够的。"毫不利己,完全利他"是道德的极高体现,但是因为社会的人情世故,多数世人的境界难以达到;做到"利己惠人""利己不损人",才是常人的一贯的生活准则。因此有人认为,为解决当下器官捐献供需缺口大的现实问题,给予器官捐献者适当的补偿有利于鼓励更多的公众参与进来,以免这项事业成为少数高尚的人的行为。

2. 器官捐献激励机制的合理性及其实践

在管理学领域,激励被认为是"最伟大的管理原理",因为激励能够促使人最大限度地发挥个人能力。也正因如此,所以人人都需要激励。激励是指为了达到一定目标而对人施加的影响,即通过物质或精神刺激使人奋发,激发人的动机,使人在内在动力驱使下朝向期望的目标努力的心理过程。哈佛大学的詹姆斯(James)在多年研究的基础上指出:如果没有激励,一个人的能力发挥仅为20%~30%;如果施以适当的激励,将通过其自身努力使能力发挥出80%~90%。从器官捐献角度看,激励机制是指为了挽救需要移植器官的患者的生命,促使公众真正自愿地捐献器官,对供者给予一定的物质或精神刺激的制度或措施。激励机制是对捐献行为的正面反馈,体现了社会对供者及其亲属的尊重与认可,也让他们因做了一件高尚且有利于他人、有利于社会的事情而进行自我肯定。器官捐献的激励机制是符合人性特点的一种措施,因为人类的心态是利己与利他并存的,对一件事物的评价会从不同的角度去分析。如果从个体角度看,是否利己是用来评价其价值的重要指标,从社会角度出发,因为评价层面的提升,是否利他就成了用来衡量事件价值的标准。因此,一个好的行为既是利己的又是利他的。这就不难分析,器官捐献的激励机制正是弥补了完全利他器官捐献制度的弊端,将器官捐献这一行为赋予了既挽救受者生命又补偿供者损失的意义,同时还能使这一行为形成辐射功能,对社会产生效用。

目前,有关器官捐献的激励措施主要有 3 种形式:物质激励、精神激励与政策激励。第一,物质激励一般以货币补偿的形式出现,为了避免买卖器官事件的发生,消除人们对有偿捐献的疑虑,货币补偿的数额须控制在一个合理范围内,不能超过"购买"的限度。货币补偿主要用于补偿供者在参与器官移植手术过程中产生的相关费用,如在体检配型、手术期间、术后恢复等一系列过程中产生的交通费、误工费、食宿费、护理费等,以及供者去世后的丧葬费用,具体以各个地区的一般数额为准。此外,供者的近亲属也可继承这笔补偿金,既是对近亲属的一种抚慰,也可鼓励更多的人了解并愿意参与这项事业。当然,供者也可主动放弃相应的补偿金,这样补偿金就会被纳入公共基金待社会统筹支配。第二,精神激励多是以荣誉表彰的形式进行,表示对捐献者高尚情操的认可与弘扬。例如,号召红十字会工作人员、医务工作者、医学生等参加捐献者的追悼会,传颂其奉献自己救助他人的先进事迹。为方便社会人士祭拜,可以在亲属同意的情况下,对捐献者进行集中安置。如深圳开发了"阳光岛"公共墓地,以集中安葬那些捐献过角膜的供者,这不仅是捐献者的安息之处,还是世人对他们表达崇敬之情的场所,对于供者亲属而言更能寄托他们的哀思,并且也有利于器官捐献知识与信息的科普与宣传。此外,纪念馆、纪念碑等纪念形式的设立也为器官供者及其亲属提供了精神激励,公众可以通过参观、纪念等活动了解器官捐献,并促使其接受、支持这项事业。第三,政策激励一般是通过给予政策上的优待而吸引更多的人捐献器官。器官捐献方面的政策优待既有针对供者本人的,也有针对供者近亲属的。例如,新加坡、以色列采取的优先分配机制主要是针对已登记为器官捐献者的个体,如果他们本人需要器官移植,那么因为他们潜在捐献者的身份而可以获得器官移植等待中的优先权。此外,针对供者近亲属的优先政策类似于《中华人民共和国献血法》中"一人献血,近亲属终生免费用血"的做法。如 2003 年《深圳经济特区人体器官捐献移植条例》就对器官捐献人的近亲属给予了类似的优先权,即如果亟需器官移植的患者的近亲属曾捐献过器官,那么该患者在器官移植时具有优先权。在器官捐献缺口较大的当下,这一制度是对捐献人的肯定,近亲属也因之前的捐献行为而收获了较为实际的补偿。

（杨阳、李枞）

第三章
公民逝世后捐献器官的伦理审查

器官移植伦理审查的原则是一个程序原则,开展器官摘取或器官移植手术的科室应在术前向器官移植伦理委员会提交开展移植手术的申请。器官移植伦理委员会在接到申请后应在规定的时间内适时开展独立的审查工作,并按照公认的器官移植伦理原则决定是否允许手术。对器官捐献与获取实施的全过程,包括实施前、实施过程中以及实施后,器官移植伦理委员会都应进行跟踪,以使器官移植能在公平、公正的环境下进行。

为了进一步规范公民逝世后捐献器官的流程,中华医学会器官移植学分会组织相关专家制定了"中国公民逝世后器官捐献流程和规范(2019 版)",从报名登记、捐献评估、捐献确认、器官获取、器官分配、遗体处理、人道救助、捐献文书归档等 8 个环节对捐献器官的操作流程进行了规定。而《人体器官移植技术临床应用管理暂行规定》和《人体器官移植条例》则对器官捐献和获取的伦理审查提出了具体要求。

一、伦理审查的申请

当器官捐献人潜在的捐献状态出现后,由器官捐献评估小组和人体器官捐献协调员完成捐献评估和捐献确认的程序,并由人体器官捐献协调员向器官移植伦理委员会提交捐献文件资料和人体器官捐献伦理审查申请书,供伦理委员会审查。

文件资料具体包括:① 供者近亲属共同签字同意,且在中国人体器官捐献管理中心印制的《人体器官捐献亲属确认登记表》上盖章或按手印;② 近亲属签字的人体器官捐献器官获取手术知情同意书;③ 近亲属签字的《人体器官捐献知情同意书》;④ 亲属关系证明,包括供者父母、配偶及子女关系情况;⑤ 亲属关系的证明材料,如户口簿、结婚证等;⑥ 供者及近亲属的身份证;⑦ 如有代签,需出具当事人的授权委托书;⑧ 供者病情简介及无捐献禁忌证说明;⑨ 若按中国Ⅰ类(脑死亡后器官捐献)进行捐献,需要提供脑死亡判定意见及判定医师的资质文件。

二、伦理审查方式

伦理委员会收到审查申请后,应由伦理办公室或秘书组进行形式审查,即核对审查资料的完整性。如果资料完整,则进入正式审查阶段。会议审查和快速审查是伦理委员会正式审查方案或案例的主要形式。会议审查要求委员在同一时间、同一地点通过会议讨论的形式开展审查工作,并在参会委员投票表决后形成审查结果。参加会议的委员须达到会议的法定人数,审查结果才具有效性。快速审查是一种提高审查效率的方式,由少数委员分别审查并一致同意后形成审查结果。快速审查只适用于风险很小的医学研究或医疗技术应用。基于会议审查和快速审查的特点,器官移植的伦理审查显然不适合快速审查,而应采用会议审查的方式。

根据法规要求,参与公民逝世后捐献器官伦理审查会议的委员人数须为单数,而且从事移植专业的委员不能超过四分之一。法规没有对参会委员的总人数提出要求,一般来说,应超过委员总人数的三分之二。供者出现潜在捐献状态的时间是无法预判的,因此伦理委员会审查这些案例时所召开的会议往往是随时的,不定期的,会议时间须根据移植申请时间和紧急程度制定。如果伦理审查不能及时开展,可能会错过合适手术时机加重患者病情,因此伦理委员会需要制定相应的工作方案,明确审查工作的时间要求和会议组织方法。

伦理审查的结果应由参会委员通过投票表决的形式决定。委员的审查意见可以为同意、补充资料后重审、不同意,由每一名委员独立判断后进行投票。伦理审查结果应根据大多数委员的投票意见来决定,《人体器官移植条例》对于审查结果的获得有明确规定,必须经三分之二以上委员同意,委员会方可出具同意摘取人体器官的书面意见。对于审查结果的法定要求,可能产生的分歧在于如何理解"三分之二以上委员",是全体委员人数的三分之二,还是参会委员人数的三分之二。目前一般认为,应是全体委员人数的三分之二,这是器官捐献严肃性及其伦理审查严谨性的体现。

由于公民逝世后捐献器官有较强的时效性要求,伦理委员会一般要在6小时内给出能否获取器官的审查结果,特殊情况下甚至要在1~2小时内给出审查结果。

三、伦理审查要点

伦理委员会审查的主要内容包括:供者的捐献意愿是否真实,如器官捐献的过程是否符合知情同意及自愿原则;供者的病情是否符合"不伤害"原则,如对生命状态的判定程序和标准是否合法,病情是否确实不可逆,获取器官的过程以及之后尸体的处理是否维护了供者的尊严等;器官的配型和受者的适应证是否符合伦理原则和人体器官移植技术管理规范。

审查捐献意愿时应注意:① 确保遗体器官获取必须经专科医师判定患者死亡后由OPO实施;② 死亡判定做出后,且符合③或④情形的,允许器官捐献;③ 在供者生前明确表示器官捐献意愿,经患者配偶、直系亲属确认捐献意愿并同意捐献的;④ 供者生前没有明确表示拒绝器官捐献,在患者配偶、直系亲属均同意捐献并签署捐献同意书的。

此外,由于器官移植过程涉及诸多费用,如供者进行人道主义求助时的帮助、器官摘取、保存、运送等环节所产生的费用,这些费用在国家规定的医疗收费标准中均没有具体

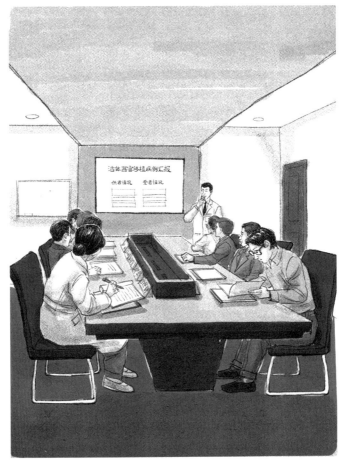

器官捐献与移植必须通过器官移植伦理委员会的审查。伦理委员会需要对供者的捐献意愿、器官的配型情况、受者的适应证以及是否存在器官买卖情形等内容进行独立而严格的审查。

的项目及金额标准,因此伦理委员会须加强对移植费用的监管和审查,极力避免器官买卖或者变相买卖的情形。

四、利益冲突回避和保密规定

参加伦理审查的伦理委员会委员应与所审查的人体器官移植案例无利益冲突,如有冲突,应在审查前向委员会公开并进行回避。利益冲突的情形包括:① 参与死亡判定、施行器官摘取或移植手术的医师;② 与供者或受者有配偶、四亲等内的血亲或三亲等内的姻亲或曾有此关系的;③ 其他有可能影响委员审查独立性和公正性的情形。

伦理委员会委员及工作人员对受者及供者的信息负有保密义务,需签署保密协议。保密协议一般在委员会成立或换届时统一培训并签署,当委员有个别更替时,新任委员须在首次审查前完成签署。

五、伦理审查的挑战与解决方案

保障审查的及时性是公民逝世后捐献器官伦理审查的难点。尤其当供者捐献时间发生在夜间或节假日时,往往很难立即召集并将大多数委员短时间集中到某个场所召开伦理审查会议。即便是在平时,由于伦理审查时效的要求,很多时候也难以组织符合法定人数要求的审查会议。很多伦理委员会曾经采取逐一电话联系,委员口头表决,事后补签文件资料的方法应对突发的器官捐献。这种方法虽然保障了伦理审查的时效,但委员往往在尚未掌握很多重要资料和信息的情况下就匆匆做出同意的决定,使得伦理审查失去了充分性和严谨性。

在"互联网+"思路的影响下,利用网络通信工具进行在线会议审查可以保障器官捐献及移植手术的及时性。尤其是在器官捐献数量增加,审查时间紧迫的趋势下,开展在线审查有其优越性和必要性,很多伦理委员会已开始将这种审查方法应用于实践。但需要注意的是,依托网络技术的在线审查同样存在很多问题需要解决,例如供者和受者隐私泄露的风险、参会委员的表决方式和记录、委员签字有效性的认定等问题。这就需要从业者与时俱进,不断探索解决问题的新思路,制定适应实际情况的在线审查制度和操作规程,推动器官捐献及移植审查工作的良性发展。

(江一峰、施敏)

第四章
案例与分析

一、逝世后因亲属反对而未实现器官捐献意愿(案例1)

【案例概要】

  一名中年男性患者,在获悉其疾病已发展至晚期且医师开具了《病危通知书》后,明确表示死后要捐献器官。为实现患者这一心愿,其弟与所在地某医院取得联系。随后,医院向该市红十字会汇报,红十字会为患者所在医院派驻了两名人体器官捐献协调员,帮助处理捐献事宜。患者弟弟代为办理器官捐献,且得到了所有直系亲属的同意,按照器官捐献要求,患者签署了《人体器官潜在捐献者登记表》,其所有直系亲属签署了《人体器官捐献亲属确认登记表》。然而该患者去世后,来医院送别的部分亲属得知其生前要捐献器官,纷纷表示不同意,并对其直系亲属进行劝说,导致直系亲属临时反悔,拒绝了这次捐献。即便其弟希望帮助其完成心愿,但因在众多亲属中没有话语权而失败。最终,捐献程序终止。

【案例分析】

(一)器官捐献申请登记程序符合相关规定

  按照《人体器官移植条例》的相关规定,本案例中的患者在具备完全民事行为能力的情况下,遵循自愿、无偿的原则申请捐献器官,并以书面形式表达了捐献意愿,即签署了《人体器官潜在捐献者登记表》。当地红十字会依法参与了人体器官捐献的协调等工作。在申请捐献的具体过程中,严格遵照《中国公民逝世后器官捐献流程和规范(2019版)》进行。该患者于生前在其住院地的人体器官捐献办公室报名登记,其本人知情并签署了《人体器官潜在捐献者登记表》,其所有直系亲属签署了《人体器官捐献亲属确认登记表》,完成了器官捐献登记手续。在临床医师判定该患者死亡后,再次征询其直系亲属意愿,这时其近亲属反悔,不同意捐献逝者器官。因此,后续的器官获取、分配与共享,遗体处理,人道救助,捐献文书归档等流程并未启动。

(二)亲属反对捐献引发的器官捐献伦理困境

在我国,器官捐献的同意方式采取"知情同意/推定同意"模式,具体而言,就是根据本人生前是否明确表达过捐献意愿,逝世后器官捐献分为两类:代理同意,即患者生前明确表达了器官捐献意愿,在其逝世后由直系亲属直接代为捐献;亲属推定同意,对于生前尚未表达器官捐献意愿的患者,直系亲属推定其本人的意愿,从而做出是否捐献器官的决定。可见,我国的人体器官捐献中亲属拥有较大的决定权。本案例中,患者在生前明确表达了在其死后要自愿、无偿捐献器官的意愿,且得到了直系亲属的支持,并以书面形式进行了登记。这种情况下就要遵循代理同意的规则,即在其逝世后由其直系亲属代为办理捐献事宜。然而,直系亲属在其逝世后的悔捐行为导致其捐献意愿未能实现。这就引发了对器官捐献决定权归属问题的思考。患者生前具有捐献器官的自我决定权,但是这种权利随着其生命的结束而消失,那么其意欲通过行使权利实现的结果只能依靠其直系亲属代为实现。直系亲属的反悔说明他们并未维护患者的自我决定权,而是从亲属自身的角度出发行使着亲属的最终决定权。尽管这符合我国现行立法要求,但是从伦理学视角审视,却是捐献者本人与其直系亲属之间权利的冲突。权利冲突其实质是利益与价值之间的冲突,不同位置的人有各自的权利,是否实施器官捐献对患者而言代表着人格和生命的权利,对亲属而言则是表达家庭利益的权利,这些利益包括家庭名誉、秩序和整体价值观等。很明显,本案例中患者与其直系亲属的捐献决定权产生冲突时,我国的立法赋予了亲属权利的优先。此外,患者去世后,只有其弟弟尊重其捐献器官的决定权,但在亲属共同决策时,他的意见受到众多亲属的排斥,最终导致患者的自我决定权被覆盖。那么,该患者捐献器官的自我决定权是否应当被尊重?当其自我决定权不被尊重时,是否侵犯了其人格权?其进行捐献器官的权利又能否被代理?

(三)器官捐献失败的原因分析

本案例中,亲属提出了如下不能捐献逝者器官的理由:"不能看着他死无全尸""作为亲人,我们无法让他带着残缺的身体下葬"……根据这些理由,以下试着对捐献失败的原因进行分析。

第一，身体完整性依然是人们对善终的追求。亲属们受到"身体发肤，受之父母，不敢毁伤，孝之始也"以及"全生全归"观念的影响，认为该患者捐献器官的行为是对身体的破坏，这既违背了传统孝文化，又挑战了传统生命伦理观对"完尸"的要求。于亲属而言，保持身体的完整性是对父母的负责与孝敬，只有这样才能实现善终。因此，如果完成该患者的捐献意愿则违背了人们普遍遵奉的善终观。

第二，亲情作用下对逝者的关爱。受我国传统家庭观念的影响，亲缘关系是人与人最基础的关系。本案例中，亲属与该患者之间存在血缘关系，彼此的信任与关爱是与生俱来的，患者的去世本身就是一次与亲属的分离，如果让其带着残缺的身体离开，亲属则在情感上无法释怀，甚至会产生自责的心理。只有让其保持身体的完整才能寄托对患者的思念。

亲属的上述观念是基于亲缘关系而产生的家庭观念，而患者申请捐献器官的行为则是以行善为目的的服务社会的观念。表面上看以上是两种观念的碰撞，实质上是双方的利益冲突与价值观冲突，亲属看重整个家庭的利益和价值，而患者是从更宏观的社会整体的利益和价值视角看待器官捐献。按照现行相关规定，该患者去世后由其亲属做出是否捐献的最终决定，这时亲属往往更看重家庭的利益，故选择不予捐献其器官。

（四）改善建议

第一，转变道德认知。如前所述，传统孝道文化与家庭观念对我国亲属反对器官捐献的影响很大，因此从道德认知水平破除封建的文化基础、树立科学的价值观是解决这一问题的根本。在社会层面，有关部门应对公民开展器官移植方面的科普宣传，让人们摒弃"死要完尸"的传统观念，科学、理性地看待器官捐献，倡导这是在帮助他人解除病痛、造福社会，也是捐献者延续自己生命的一种方式。此外，还应举办缅怀悼念器官捐献者的祭拜活动。一方面，捐献者亲属可以寄托哀思；另一方面，普通民众通过此类活动可了解器官捐献的程序及意义，这为日后有捐献意愿者的亲属在观念上理解并支持其捐献行为奠定基础。

第二，倡导家庭支持。根据对公众捐献器官意愿的调查显示，高学历者、医师、学生、与家人探讨过器官捐献者等具有较高的捐献意愿。因此，应借助这些人的力量向更多的亲属宣传器官捐献的专业知识与社会意义，以获得更多的家庭支持，从而提高我国的器官捐献率和移植率。

第三，正确处理家庭伦理关系。无论是活体器官捐献还是逝世后器官捐献，捐献者亲属的参与都是必不可少的，这其中复杂的伦理关系就会对捐献产生影响。在公民逝世后捐献器官的过程中,会出现亲属意见不统一的情况,这时就需要家庭内部慎重处理不同的意见。如何处理家庭伦理关系是推动捐献程序顺利进行的关键。建议家庭成员之间进行充分的沟通与交流,正视彼此间的利益冲突,充分尊重逝者的生前意愿,最终突破家庭伦理困境,为器官捐献营造良好的家庭氛围。

二、对死亡判定标准的疑虑导致器官捐献失败(案例 2)

【案例概要】

一名老年女性患者,在生命的最后阶段提出捐献器官的心愿,3 位直系亲属——丈夫、母亲、女儿都非常支持这一决定。该患者在弥留之际,其直系亲属主动与当地红十字会取得联系,希望助其完成心愿。在患者脑死亡后,由于其所就诊的 A 医院不具备摘除器官的资质,因此只能通过协调,由具备资质的 OPO 派遣移植医师到 A 医院为其做摘除器官的手术。移植医师到达后,A 医院对脑死亡能否被患者亲属所接受有所顾虑,因此阻止了手术在本院的实施,坚持让患者转院后再行器官摘取手术。移植医师不得不将该患者转至省会的 B 医院进行器官摘取手术。由于两地距离较远,在转运途中该患者心脏停跳,其大多数器官失去了移植给他人的条件。最终,在患者女儿的恳请下,医师只能尽力完成眼角膜摘取手术,并助患者进行了捐献。

【案例分析】

(一)患者脑死亡后器官获取程序符合相关规定

根据《人体器官移植条例》的相关规定,本案例摘取器官的手术是在依法判定该患者脑死亡后进行的,并且判定其脑死亡的医师是其生前就医医院的医师,移植医师未参与该患者的死亡判定。相关医疗机构及医师尊重患者的尊严,摘取眼角膜完毕后,按照相应的伦理原则对尸体进行处理与恢复。

(二)脑死亡作为死亡判定标准的伦理困境

1968 年,哈佛大学医学院首次提出了脑死亡的概念。这个概念的提出颠覆了千百年来公认的心脏死亡标准,但难以改变人们对死亡概念的传统观念和习惯认知。因此,对于脑死亡,学界一直存在争议。反对者认为,一方面,脑死亡不符合人类共同价值观;另一方面,脑死亡的认定有悖于人道主义原则。脑死亡患者的心脏尚在跳动,将这样的患者宣布死亡并处理后事与传统的人类共同价值观并不符合。从医疗资源分配角度看,以脑死亡作为判定标准有利于节约一部分医疗资源,但这可能是那些带有生的期望的患者死亡后让渡出的,因此会认为这种带有功利主义的死亡判定标准有悖于人道主义原则。而支持者则认为,人一旦发生脑死亡是不可逆的,且其他器官功能也会随之衰竭,如果患者在脑死亡后及时进行评估与保存,则可以将其器官移植给需要的患者,从而挽救他人的生命。

(三) A 医院不愿意实施器官摘取手术的原因分析

目前,国内外都有相应的脑死亡判定标准和流程,脑死亡的认定对合理配置医疗资源、减轻患者负担等有一定积极意义。人们对脑死亡标准的担心主要基于其合法性问题,即担心认定器官捐献者脑死亡并基于此开展器官摘除手术缺乏法律依据。本案例中,患者就诊的 A 医院不具备器官获取的资质,因此对于器官捐献的相关规定亦不熟悉,当该患者脑死亡后,OPO 在 A 医院直接进行器官获取的主张遭到了 A 医院的反对。A 医院反对原因的主要有两个方面,一方面,脑死亡标准在我国并未单独立法,A 医院认为此时认定该患者死亡无法可依;另一方面,A 医院不具备摘除器官的资质,由 OPO 协调其他医院具备器官移植资质的医师实施摘取手术,A 医院担心会违反相关规定。

从 A 医院的角度看,如果能从如下几个方面对认定该患者脑死亡并开展器官获取手术进行免责,则可以在 A 医院实施。第一,不构成医疗事故;第二,不侵害该患者的人身权利;第三,不违反该患者与 A 医院订立的医疗服务合同。然而,根据《医疗事故处理条例》①第二条的规定,"本条例所称医疗事故,是指医疗机构及其医务人员在医疗活动中,违反医疗卫生管理法律、行政法规、部门规章和诊疗护理规范、常规,过失造成患者人身损害的事故。"A 医院认为其不具备器官获取资质,允许 OPO 在院内对脑死亡的患者实施器官摘取手术有违反上述条款的可能,因此 A 医院担心构成医疗事故。根据《中华人民共和国民法典》②对宣告死亡的规定,其中并未涉及自然死亡。而通常的死亡认定标准是心脏死亡标准,即心脏停止跳动、自发呼吸停止、瞳孔反射机能停止,这一标准又与对该患者的脑死亡的认定不符,因此 A 医院质疑脑死亡认定的合法性。此外,该患者与 A 医院签订了医疗服务合同,约定内容主要是对该患者进行医疗护理服务的权利与义务,A 医院担心对该患者的脑死亡认定和开展器官获取手术有违该合同。

如果我国现行法律有对脑死亡和心脏死亡的认定标准,那么该患者的亲属及 A 医院

---

① 《医疗事故处理条例》(国务院令第 351 号)。2002 年 4 月 4 日发布,2002 年 9 月 1 日起施行。

② 《中华人民共和国民法典》于 2020 年 5 月 28 日第十三届全国人民代表大会第三次会议通过,2021 年 1 月 1 日起施行。

在做出脑死亡认定时就具备了有法律依据的选择权。

(四) 改善建议

第一,积极普及脑死亡判定标准。如前所述,心脏死亡观念长久以来是人们判断死亡的唯一标准,在人们心中早已根深蒂固。如果患者还存有呼吸和心跳,即使经医学判断已经脑死亡,无法复苏,但人们还将其视为活人。加之脑死亡标准的普及程度不高,普通民众对此知之甚少。因此,应扩大脑死亡标准观念的宣传和普及范围,让普通民众了解脑死亡的科学性以及患者脑死亡后的处置流程,逐渐让人们接受这一观念。

第二,两种死亡标准并行。要社会层面普遍认可脑死亡标准显然还会是一个漫长的过程,且大部分已将脑死亡标准立法的国家也是经过长期的观念推广和社会实践才完成法律上的完善。为了缓解人们对脑死亡标准的抵触心理,应将心脏死亡标准和脑死亡标准并行,当人们面临选择时可以自由选择应用相应的死亡标准。这样,既尊重了医学科学的进步,又照顾了尚未接受脑死亡概念的社会大众的情感要求,有助于减轻未来有关脑死亡立法所造成的社会冲击和震动。在具体操作层面,如果选择脑死亡判定标准,应遵循知情同意原则,由具有判定资质的医疗机构人员向具有完全民事行为能力的患者及其亲属进行知情同意告知,并签署《人体器官捐献知情同意书》;如果患者突发脑死亡,则应向其直系亲属告知脑死亡诊断的详细内容,并由直系亲属签署《人体器官捐献亲属确认登记表》。

第三,规范脑死亡标准的操作流程。推动脑死亡单独立法不仅要制定科学的具体规则,还应在程序上规范实施细则,并辅以严格的管理制度。此外,对于违反脑死亡认定相关规定的行为应予以惩罚,因此相关立法中还应包含惩罚条款。惩罚条款的设立既是对法律尊严的维护,也是对生命尊严的保障。为了充分发挥惩罚条款的效能,应采取适当的惩处方式,以免不法之徒钻法律的空子。

三、合理补偿不应成为捐献器官的诱因(案例 3)

【案例概要】

一名老年女性患者受伤入院,住院 5 天后自主呼吸消失,被医院判定脑死亡。医师告知亲属,患者随时可能心脏骤停,亲属表示知情和理解,并同意放弃治疗。随后,医师对患者亲属(其丈夫及女儿)进行器官捐献协调工作。医师告知亲属,如果患者能进行器官捐献,其家庭可获得国家补助。亲属在了解所有流程后办理了器官捐献手续。与患者一同受伤的儿子痊愈后,得知母亲进行了器官捐献,于是向医生索要了捐献资料,却只收到 4

张捐献手续拍照件,包括患者的丈夫及女儿的签名文件照两张、《人体器官潜在捐献者登记表》拍照件1张、补助款转账记录拍照件1张。但是,《人体器官潜在捐献者登记表》上面只填写了患者的个人信息,并注明了"同意并完全代表捐献者做出死后无偿捐献下列器官的决定",后面列着捐献的器官:肾脏和肝脏,而"登记单位"和"编号"处却是空白的。儿子带着疑问来到位于北京的中国人体器官捐献管理中心,结果没有查到患者的捐献记录。这说明患者的器官并非通过正规渠道进行捐献。而且儿子认为器官捐献应是无偿的,补助款的合法性存疑。因此,儿子担心这次器官捐献存在买卖器官的行为,随即向卫生健康管理部门反映了情况。

【案例分析】

(一) 器官捐献登记程序和内容不符合相关规定

在人体器官捐献协调工作过程中,如果逝者的直系亲属确认捐献逝者器官,需要签署中国人体器官捐献管理中心印制的《人体器官潜在捐献者登记表》和《人体器官捐献亲属确认登记表》。《人体器官潜在捐献者登记表》关键信息包括:捐献编号、所在医疗机构、科室、首诊医疗机构、姓名、性别、国籍、证件类型、证件号码、住址(与身份证一致)、住院号、疾病诊断、疾病类型(脑血管意外、脑外伤、缺血缺氧性脑病、脑肿瘤、心血管疾病、其他)、病人情况(深度昏迷、无自主呼吸)、其他情况(交通事故、刑事案件、工伤事故、其他意外事故)、本人捐献意愿[登记同意、书面同意(遗嘱)、未表示不同意]、亲属关系状况(配偶、子女、父亲、母亲、其他)、主要亲属、与潜在捐献者关系、人体器官获取组织、报告人签字、联系电话、报告日期等。《人体器官捐献亲属确认登记表》关键信息包括:捐献编号、捐献者姓名、民族、学历、职业、亲属姓名、关系、身份证号、现居住地、亲属关系(配偶、父亲、母亲、成年子女、其他;主要亲属/受托人确认签字)、捐献决定[我(们)已知悉捐献的相关法律法规及规定,同意并代表捐献者做出逝世后自愿、无偿捐献决定:(同意打"√",不同意打"×")肝脏、肾脏、心脏、肺脏、胰腺、小肠、其他(角膜)。同意上述所捐用于临床医疗、医学教学和科学研究。]、亲属确认、人体器官获取组织(负责人签字)、协调员签字(1._____ 2._____)、签署日期等。

上述信息全部完整填写,登记内容才是有效的,这是合法摘取器官以及进行器官移植手术的必备手续之一。本案例中,患者儿子对家人捐献其母亲器官而签署的《人体器官潜在捐献者登记表》提出质疑,因为该表的"登记单位"和"编号"处是空白的,说明此"登记表"并未受到医疗机构的官方认可。经查,患者的捐献申请并未被提交到中国人体器官捐献管理中心的登记系统,因此后续的器官分配也不是通过COTRS选择的受者。

(二) 过度强调补偿以"鼓励"患者捐献器官有悖于人的尊严

我国的器官捐献遵循自愿、无偿捐献原则。然而,为了弥补捐献者的各种损失,在实践中给予捐献者合理的补偿已成为一种趋势。从物质补偿角度看,主要有供者在参与器官移植手术过程中产生的相关费用以及去世后的丧葬费用。本案例中,捐献者的器官本身是无偿的,即使给予一定的物质补偿,也只有合理的丧葬费用会直接支付给亲属。医师在协调器官捐献的过程中通过强调补偿来"鼓励"捐献是不合适的。

人的身体并不只存在于物理意义,还有其精神意义。人的身体体现着不仅是一个肉体,还代表着一个人的尊严、自由、理念等。人的身体不能成为买卖的标的物,器官作为人身体的一部分,同样不能作为个体的财产进行处理。本案例中,医师通过强调补偿款"鼓励"患者亲属同意捐献,实际上已存在变相买卖器官的倾向,即将获得经济收益与捐献器官相关联。同时,亲属如果是出于获得补偿的目的而同意捐献逝者器官,同样是对逝者人格的不尊重。

(三) 器官捐献合理补偿的依据

器官捐献合理补偿是对捐献者崇高行为的价值肯定,有利于维护供者以及整体社会成员高尚的人道主义情感。建立器官捐献的合理补偿制度已得到国内外社会的广泛支持,并且一些国家、地区以及国际组织通过专门的立法或规范对此进行规定。例如,我国卫生部于2008年印发的《世界卫生组织人体细胞、组织和器官移植指导原则(草案)》规定:"禁止出售或购买细胞、组织和器官不排除补偿捐献人产生的合理和可证实的费用,包括收入损失,或支付获取、处理、保存和提供用于移植的人体细胞、组织或器官的费用。"法国对器官供者提供交通、住宿费用补偿;加拿大通过税收减免的政策激励器官捐献;新加坡直接以经济补偿的方式作为器官供者的医疗福利,最多可达2.6万新加坡元;美国威斯康星州的法律规定,免除器官供者的所得税,减免器官供者或其近亲属的医疗费用。我国也鼓励学习国外的先进经验,建立符合我国器官捐献的激励机制。如《重庆市遗体和人体器官捐献条例》第三十七条规定,重庆市红十字会设立捐献救助基金,对已捐献遗体或者人体器官的经济困难的供者家庭提供必要的人道救助。救助基金依法通过各种渠道筹集,重庆市人民政府给予资助。

（四）改善建议

第一，严格禁止器官买卖，完善相关法律政策。禁止人体器官买卖是国际上公认的伦理原则，我国在《中华人民共和国民法典》《刑法修正案（八）》和《人体器官移植条例》中均对此做出明确规定。为进一步打击买卖器官的犯罪行为，应针对如下方面做出完善：首先，通过立法加强医院和医务人员的责任，防止医务人员利用职务的便利协助或变相协助器官买卖，比如借助补偿的名义鼓动器官捐献，甚至居中协调超出合理范畴的补偿款；其次，打击组织出卖人体器官的行为，买卖器官的促成离不开中介机构，特别是跨国贩卖人体器官行为已形成黑色产业链，应通过完善立法严惩中介机构的犯罪行为。

第二，建立器官捐献的合理补偿制度。器官买卖行为屡禁不止的根本原因仍在于人体器官的稀缺，导致很多亟需器官移植延续生命的患者铤而走险、触犯法律。为激励人们自愿、无偿捐献人体器官，应建立器官捐献的合理补偿制度。首先，通过物质激励、精神激励以及政策激励等方式加强对器官供者及其家庭的补偿和抚恤，为他们提供充分的保障。其次，加强对器官捐献的国家资助。通过设立救助基金的形式为器官供者及其家庭提供多渠道的救助。特别是对来自困难家庭的供者，应针对其家庭现实需要提供救助保障，如老人的照料，子女的助学等，体现人道主义的救助理念。

（杨阳、李枞）

第三篇
器官分配

中国器官移植发展基金会发布的《中国器官移植发展报告(2020)》显示,2015 年 1 月 1 日至 2020 年 12 月 31 日,中国公民逝世后器官捐献累计完成 29 334 例。而我国自 2011 年起,已实行通过计算机系统科学公平地分配公民逝世后所捐献的器官。根据要求,这些器官都应进入中国人体器官分配与共享计算机系统(China Organ Transplant Response System,COTRS)进行分配。

第一章
器官分配的分类和发展现状

一、公民逝世后器官分配的概念

自 1954 年全球第一例人体器官移植手术成功实施,器官移植已成为许多脏器终末衰竭患者不可替代的治疗方式,但是稀缺的人体器官获取速度却始终跟不上器官移植需求的增长速度。据 WHO 统计,全球平均器官供需比不足 1:20,这意味着每年都有数百万人可能因不能及时得到所需的器官而面临生命的终止。我国器官移植数量目前居亚洲第一位、全球第二位[①],我国每年亟需器官移植的患者约有 30 万人,但实际开展的移植手术量仅一万余例。在移植技术已日趋成熟的今天,阻碍器官移植手术开展的最大难题已不是技术问题,而是器官资源的严重短缺。在供需存在巨大矛盾的情况下,稀缺的器官应优先移植给哪位患者? 对于这个问题,可能每个人心中都会有不一样的答案。

为了解决器官获取公平性的问题,由政府主导的、决定谁可以优先获得器官的方法会逐渐形成并不断完善,这种方法就是器官分配。根据现在绝大多数国家的实际操作情况,可以对器官分配作如下定义:按照预先制定的规则,将供者所捐献的器官进行分配的整个过程。由于我国的活体器官捐献具有明确的指向性,即获取活体器官的受者仅限于法律规定的供者的配偶或直系血亲等关系,无须再分配,因此器官分配在我国专指公民逝世后所捐献器官的分配。

器官分配通常应以供者和受者的医学客观因素为依据,如受者的病情紧急程度、供受双方血型匹配情况、供受双方组织配型结果,等等。器官分配最理想的状态是"一对一"的

---

① 这个数据见于多个正式会议或报告中。例如 2019 年 11 月 26 日,国家卫生健康委在上海举行新闻发布会,介绍我国人体捐献器官转运绿色通道相关情况,国家卫生健康委医政医管局在会上介绍,我国年器官捐献与移植数量已位居亚洲第一位、世界第二位。

匹配,就是当一个器官被捐献时,可以立即找到医学标准最适宜的那个受者,并且这次匹配从医学角度而言是"无竞争性"的。但在现实中,由于等待移植的患者数量数十倍于捐献器官的数量,这就意味着一个器官往往可以同时匹配多名正在等待移植的患者,而这些患者以医学标准来评判都是适宜的。这时,器官分配所承载的功能和内涵就已不再局限于纯医学标准的范围内,而需引入社会和伦理价值的考虑。这是器官分配的复杂性所在,也是其伦理困境的源头。

只有保障器官分配过程的公平公正,才能树立整个社会对器官捐献和移植系统的信心,鼓励越来越多的人参与到器官捐献中,最终让更多的器官移植患者受益。为了尽可能做到器官分配的公平公正,通常会遵循尊重、效用、正义和公平的基本原则制定器官分配的相关法律、法规和制度。2018 年国家卫生健康委对《中国人体器官分配与共享基本原则和肝脏与肾脏移植核心政策的通知》进行修订,形成了《中国人体器官分配与共享基本原则和核心政策的通知》。该政策进一步明确了人体器官分配与共享的总体要求及目标,即降低等待者死亡率,提高移植受者的术后生存率,并保障器官分配的公平性,强调了器官必须通过 COTRS 进行分配与共享。通过 COTRS 执行国家器官分配科学政策,实施自动器官分配和共享,以最大限度排除人为干预,确保器官分配的公平公正。

二、器官分配的发展现状

(一) 器官资源的稀缺性和分配的重要性

人体器官从移植技术成熟并开始应用于临床时,就始终具有珍贵性和稀缺性的特点。2021 年我国上映的电影《误杀 2》的情节即以此为切入点展开[①]。该片改编自美国电影《迫在眉梢》,在剧情上做了东方化处理。故事发生地设定在东南亚某华人聚居的城市,男孩小虫被查出患有先天性心脏病,他的病情发展得很快,只有尽快进行心脏移植手术才能挽救小虫的生命。他的父母卖掉房子、借遍亲友、倾尽积蓄甚至借了高利贷,终于凑齐了手术费用,而小虫也在器官共享系统里匹配到了合适的心脏。但就在手术前夕,心脏在运送的路上被某个组织劫走。而小虫的父亲为了在心脏保存有效时间内找到这颗心脏,铤而走险,最终选择了自我牺牲,让小虫移植了自己的心脏,延续了生命。尽管这是一个虚拟的故事,但它却以电影艺术的形式反映了器官移植资源的稀缺以及分配过程中的困境。

器官移植是肾脏、肝脏、心脏、肺脏、胰腺和小肠等脏器衰竭终末期不可替代的治疗方

---

① 《误杀 2》,戴墨执导,肖央等主演,于 2021 年 12 月 17 日在中国上映。

法。我国是肾病及肝病大国，罹患慢性肾病和慢性病毒性肝炎者基数庞大。肾移植、肝移植是治疗终末期肾病、终末期肝病和部分肝癌的理想疗法。器官移植所必需的人体器官目前无法通过人工制造，而异种器官又存在很多医学难题和伦理问题，这就决定了来自人的捐献器官几乎是目前器官移植中唯一的器官来源，而捐献的不足自然造成器官资源的稀缺。目前，美国的器官供需比为1：5，英国为1：3，而我国由于传统文化影响及缺乏相关宣传、引导措施等众多原因，器官捐献数量严重不足，供需比例仅为1：30[①]。而且可以预判，器官供需比例严重失衡是我国器官移植在短期内难以突破的瓶颈。

器官资源的稀缺性使有限的器官在分配时引起公众的瞩目，这是器官分配重要性的表现之一。公民逝世后所捐献的器官是以一个生命的消失为代价得到的宝贵资源，其能否得到公正分配，不但影响等待移植的患者，更直接关系到公众捐献器官的意愿。正如著名伦理学学者詹姆斯·丘卓斯（James Childress）所言："不可否认的是，不少人由于对器官分配标准的不信任而拒绝捐献器官。如果公众感到器官分配机制存在不公正就会直接引发不信任，并导致捐献率提高受阻。"器官分配的公正与否，将直接影响公众对器官捐献事业的信任感和支持度，进而对捐献器官的意愿产生影响。因此，器官分配所面临的困境往往不是医学问题，而是伦理问题和社会问题。解决好"怎么分配"，是涉及整个器官捐献移植体系能否赢得公众普遍信任的基石。

公民逝世后捐献器官能否及时分配决定了器官移植能否达到最佳临床效果，这是器官分配重要性的另一个表现。我国公民逝世时其直系亲属的态度在一定程度上决定了器官能否捐献，因此公民的器官捐献意愿在实际操作过程中存在很大的不确定性；而且相较于活体器官在捐献时间上有一定的灵活性，公民逝世后所捐献的器官必须在捐献者生命体征消失后（包括脑死亡、心脏死亡和脑-心双死亡）才能被采集，因此这类器官在获取时间上也存在不确定性。这些不确定性给器官分配制度和规则的执行增加了很大的难度：器官分配机制必须在任何时间都能够快速启动，并要在尽可能短的时间内匹配到最合适的受者。解决好分配效率，是达到器官效用最大化，从而避免器官浪费的基础。

为保障稀缺的器官能够得到公正及时的分配，我国器官移植管理工作正朝着法制化和规范化的方向发展。2007年，国务院发布的《人体器官移植条例》提出了我国器官分配"符合医疗需要"和"公平、公正、公开"的原则。2013年，国家卫生计生委颁布的《人体捐献器官获取与分配管理规定（试行）》规定："捐献器官必须通过器官分配系统进行分配。"

---

① 因统计口径不同，器官移植供需比的数据在不同的报道中差异极大，这主要是由于器官移植需求数据的巨大差异，在一些统计中，将我国肾功能衰竭、肝功能衰竭、心功能衰竭和肺功能衰竭患者的总人数作为需求数量，其实这些患者中仅有一部分具备器官移植的指征。

2018年7月,国家卫生健康委发布的《中国人体器官分配与共享基本原则和核心政策的通知》,明确了我国器官分配与共享的基本原则,即遵循大多数国家认可的国际医学共识,根据区域、病情危重程度、组织配型、血型、稀有机会、等待顺序等因素进行排序,保障人体器官得到科学公正地分配。通过器官移植法律和监管体系的不断完善以及多年工作模式和机制的探索,我国已形成了一套"中国模式"的国家器官分配管理体系。

(二) 不同器官对匹配速度的要求

在目前开展较多的器官移植手术中,由于器官功能、疾病进展速度和替代治疗手段的差异,不同器官对匹配速度的要求不同,患者能够等待的时间也不同。例如,肝脏和心脏在人体中起着重要作用,且缺乏足够有效的替代治疗手段,因此在肝脏和心脏的分配中会主要考虑疾病紧急程度,优先分配给病情重、进展快的急性重症患者。有资料显示,我国肝脏器官资源的平均等待时间为3~6个月,心脏器官资源则为24~108天。肾脏疾病进展通常较为缓慢,且目前血液透析、腹膜透析等肾脏替代疗法的临床应用较为成熟,因此在进行肾脏分配时,主要考虑的不是医疗紧急程度,而是结合地理因素、血型匹配、等待者评分进行排序。

当患者等到了合适的器官,转运时间同样重要。医学上,从供者器官冷灌注到移植后血供开放前的这段时间被称为冷缺血时间。冷缺血时间越长,器官的质量和器官受者的预后往往就越差,而且不同器官所能耐受的冷缺血时间上限也有所不同,肾脏为24小时,肝脏为12小时,肺脏为8~12小时,心脏为6~8小时。在器官移植过程中,冷缺血时间的长短主要取决于器官冻存转运所消耗的时间,因此不同器官可耐受的冷缺血时间决定了可供器官转运的时间上限及相应的地理范围,这也在一定程度上影响了器官分配的排序。例如,心脏可耐受的冷缺血时间最短,因此心脏移植等待者的地理因素,即等待者与捐献者之间的距离会被更优先地考虑。

(三) OPO 与器官分配

为了促进器官捐献工作的顺利开展,保障器官公平、及时的分配,临床上由人体器官获取组织(Organ Procurement Organization, OPO)负责协调器官移植前的一系列工作。OPO最早出现在美国,1968年随着《统一解剖捐赠法案》的出台,美国成立了第一个OPO。在经历了数十年的发展后,OPO的职责不断完善,主要包括对潜在捐献者进行评估,维护器官功能,分配、获取、保存和运送器官,并在此过程中拟定人体器官捐献合法性文件,统计相关数据,缅怀慰问捐献者及其亲属,保障供者和受者的个人隐私,等等。

OPO 对器官捐献和分配的全流程进行操作、协调和管理,是器官移植工作的重要组成部分。

我国 OPO 设立较晚,直至 2011 年才在广州建立起国内首个 OPO[①],随后在全国各地迅速发展,为潜在的捐献者与有移植需求的患者建立互通平台。2013 年颁布的《人体捐献器官获取与分配管理规定(试行)》中,对 OPO 的建立提出要求:"省级卫生(卫生计生)行政部门必须在国家卫生计生委的统一领导下,成立一个或多个由人体器官移植外科医师、神经内外科医师、重症医学科医师及护士等组成的人体器官获取组织。"《人体捐献器官获取与分配管理规定(2019 版)》进一步明确了 OPO 的职责范围和具体工作内容,包括对潜在捐献人进行医学评估,获取捐献人及其亲属的知情同意,维护器官功能,将器官数据等录入器官分配与共享计算机系统,使用系统启动器官分配,获取、保存、运送并交接器官,特殊原因下的器官再分配和特殊通道分配,以及缅怀捐献者、开展培训交流、提供普及宣传等。我国医疗机构中的 OPO 在运行过程中独立于人体器官移植科室,这在一定程度上保障了其工作的独立性。为了公正地处理器官等待者的移植需求,OPO 还从角色定位、制度规范、工作内容以及配套设备等方面着力,积极配合器官分配工作。这些努力起到了器官分配程序公正的作用,是保障器官分配公平与公正的最基础的工作。

但在实践中发现,捐献器官的获取与分配仍会受到地域、市场等因素的影响,出现程序正义链条的断裂,进而对分配结果的实质性公正形成挑战。有研究显示各地 OPO 存在地域分布不均的现象,我国设立的 OPO 主要集中在省会城市,且东南经济发达地区的 OPO 数量明显高于西北地区。在实际操作中,OPO 力量的不均会造成不同地区的器官捐献工作在宣传动员和获取时效上的差异,导致捐献器官数量和质量的不均衡,从而影响器官的分配。此外,尽管 OPO 独立于移植科室,但大多仍属于同一医疗机构,存在潜在的利益冲突风险,容易产生不规范的器官分配操作,甚至出现个别捐献者信息未录入器官分配与共享计算机系统的现象。

(四)人体器官分配与共享计算机系统

器官移植工作的快速发展需要一个公平、公正、科学和透明的器官分配体系。目前全球有很多国家都根据各自的国情建立了器官分配体系。美国是器官网络分配的代表性国家之一。1984 年,美国颁布了《国家器官移植法》并成立了器官获取与移植网络(Organ Procurement and Transplant Network,OPTN);1986 年,美国政府和独立的非营利性组

---

① 2011 年 6 月 30 日,广州军区广州总医院器官获取组织挂牌成立。

织器官共享联合网络(United Network for Organ Sharing, UNOS)签订协议,由 UNOS 负责运行 OPTN,管理器官等待者名单并进行移植器官匹配。此后,美国在全国范围内建立起了的成熟的器官分配网络,包含联合网络、患者安全系统、委员会管理系统、支持中心和移植管理系统共 5 个部分。目前 UNOS 可实现多项职能,从收集和存贮供者、等待者的信息到分析相关信息,从公布等待者的移植等候排序表到发布器官配型情况和移植后随访情况等,同时还对国家的临床移植信息数据及 OPO 和移植机构的工作进行监督。

为了保障器官分配的公正与高效,我国建立了"以信息化为手段、政府主导、行业自治、医院自查"的移植器官分配-监督管理体系。2011 年由国家卫生计生委主办的 COTRS 上线试运行。2013 年《人体捐献器官获取与分配管理规定(试行)》规定了捐献器官必须通过器官分配系统进行分配,必须保障捐献器官的可溯源,不得在系统外擅自分配器官,不得干扰、阻碍系统分配器官,奠定了 COTRS 国家级、强制性的地位。

COTRS 由人体器官移植等待者预约名单系统、人体器官捐献者登记及器官匹配系统和卫生健康管理部门监管 3 个平台组成,依次由 OPO、供移植医疗机构和省级以上卫生健康管理部门使用。该系统可实现三大功能:① 收集器官捐献信息,触发器官分配并按照我国器官分配核心政策自动进行匹配;② 收集器官移植等待者的信息,接收回复器官预分配通知书;③ 监管器官捐献和分配工作。在分配过程中,该系统可按照预先设定的分配原则,根据器官捐献者各脏器医学数据、等待器官移植患者的病情严重程度、等待时长、所处地点以及移植等待者与器官捐献者的匹配程度等因素,自动计算并形成肝脏、肾脏、心脏和肺脏的额匹配名单。其中不同脏器因其自身特点,在计算要素及各要素权重程度上会有所不同。此外,COTRS 通过大数据平台建立了全过程信息化的质控网络体系,实现了器官从捐献、获取、分配到移植的全过程可溯源管理。COTRS 自上线以来,在很大程度上解决了器官分配的公平性和及时性两大难题,保障了我国器官分配与共享的规范化、透明化和信息化。

三、我国现行的器官分配规则

(一) 我国人体器官分配与共享的基本原则

我国的人体器官分配与共享的基本原则总则要求为"申请人体器官移植手术患者的排序,应当符合医疗需要,遵循公平、公正和公开的原则。"具体原则包括 7 个方面:第一,人体器官分配与共享应当符合医疗的需要;第二,移植医疗机构根据合理的医学判断,有权为其移植等待者拒绝接受不合适的器官;第三,人体器官分配与共享按照移植医疗机构、省(直辖市、自治区)、全国 3 个级别逐级进行器官的分配与共享;第四,人体器官分配与共享过程中应当避免器官的浪费,最大限度地增加患者接受移植手术的机会,提高器官分配效率;第五,在确保尽量降低移植等待名单的患者死亡率的前提下,优化器官与移植等待者的匹配质量,提高移植受者的术后生存率和生存质量;第六,保障器官分配的公平性,减少因生理、病理和地理上的差异造成器官分布不均的情况;第七,定期对人体器官分配与共享政策进行审核和适当修订。

尽管器官分配的基本原则是明确的,但目前的器官分配原则仍面临诸多挑战,无论从个体优先、医疗机构优先,还是区域优先的角度,都无法找到完美分配的方案。所以在实际操作中,我国采取的是基于器官分配的伦理原则框架,根据不同器官的特点制定相应的分配规则,从而得到目前各类器官分配的"最优解"。

(二)肝脏分配规则

在决定谁能优先获得肝脏资源时,通常主要考量的是患者的医疗紧急程度(即患者病情)及器官捐献者与等待移植者的地理距离、年龄差距、血型匹配程度、亲属关系等因素。

由于肝脏在人体中的重要作用以及替代疗法的不完善,等待肝移植患者的医疗紧急程度是首要考虑的因素。如不接受肝移植手术,评估的预期寿命小于 7 天的成人肝移植等待者将被认为是超紧急状态。当肝移植等待者符合超紧急状态时,可以获得最高级别的医疗紧急度评分,可在全国范围获得优先分配权。根据《中国人体器官分配与共享基本原则和核心政策的通知》,可被认定为超紧急状态的疾病情况包括:① 一定条件下的爆发性肝衰竭;② 急性失代偿性的肝豆状核变性;③ 一定条件下的原发性移植肝无功能;④ 无肝等待者;⑤ 符合一定条件的肝动脉血栓形成。但是患者的病情是动态变化的,因此医疗机构必须每 7 天重新评估患者的情况,以确认其是否仍属于超紧急状态。不符合超紧急状态的等待者需要通过对各种医疗指标进行评分来确定优先顺序。目前业内普遍采用的评分标准为适用于 12 岁及以上肝移植等待者的终末期肝病模型(model for end-stage liver disease, MELD),以及适用于 12 岁以下肝移植等待者的小儿终末期肝病模型(pediatric end-stage liver disease, PELD)。根据模型评分,得分高者可优先得到匹配的肝脏。此评分同样具有时效性,MELD 评分≥25 分、MELD 评分为 19～24 分、MELD 评分为 11～18 分、MELD 评分≤10 分,这几种情况的有效期分别为 7 天、30 天、90 天、365 天。一些特殊疾病,如早期肝细胞肝癌、广泛肝内胆管结石、儿童代谢性疾病等肝移植等待患者能够申请 MELD/PELD 特例评分,特例评分的有效期为 3 个月。

除医疗紧急程度外,在分配时还需要考虑器官捐献者与肝移植等待者的相对地理位置。例如,当器官捐献者所在医院同时存在合适的肝移植等待者时,将优先考虑医院内部分配;如果医院内部无合适的等待者,再考虑逐级扩大分配区域。根据《中国人体器官分配与共享基本原则和核心政策的通知》,肝移植按照"移植医院—组建联合 OPO 的移植医院—省级—全国"4 个层级逐级扩大分配区域,直到匹配到合适的等待者。在对年龄因素的考量中,12 岁以下的儿童捐献者的肝脏优先分配给年龄相近即同样是 12 岁以下的儿童肝移植等待者。在血型匹配因素方面,肝移植等待者与器官捐献者的 ABO 血型应当相同或相容。血型不相容的肝脏匹配,仅限于超紧急状态或 MELD/PELD 评分≥30 分的肝移植等待者。此外,为鼓励更多的人参与器官捐献,同一分配层级内,器官捐献者的直系亲属、配偶、三代以内旁系血亲和登记成为中国人体器官捐献志愿者 3 年以上的患者、活体肝脏捐献者本人可享有器官分配的优先权。在分配层级、医疗紧急度评分相同及以上因素均相近的肝移植等待者,则根据等待时间与血型匹配的综合得分进行排序。

(三) 肾脏分配规则

肾脏疾病过程较为缓慢,而且目前血液透析、腹膜透析等肾脏替代疗法的临床应用较为成熟,因此在进行肾脏分配时,主要考虑的不是医疗紧急程度,而是结合地理因素、血型匹配、等待者评分进行排序。其中,地理因素及血型匹配的考量与肝移植类似。在等待者评分中,等待时间得分较高、高致敏等待者、人类白细胞抗原(human leukocyte antigen,HLA)配型匹配度较高的等待者[①],以及小于 18 岁的儿童等待者具有优先分配权。在同等条件下,器官捐献者亲属及活体肾脏捐献者同样享受优先权。

(四) 心脏分配规则

心脏资源分配过程中首要考虑的同样是等待者医疗紧急程度。等待者所在医院将其临床数据输入分配系统后,系统将根据等待者当前病情状态自动计算分值。符合紧急状态的心脏移植等待者可在全国范围内获得优先分配权。成年等待者(≥18 岁)的紧急状态包括:① 处于血液动力学失代偿状态并需心室辅助装置、全人工心脏(入院治疗)、体外膜肺氧合系统(入院治疗)、或主动脉内气囊泵(超过两周,且入院治疗)等器械维持循环功能;② 因使用维护循环功能器械而产生血栓、感染、机械故障、危及生命的室性心律失常等严重器械相关并发症;③ 需入院治疗的机械通气依赖的成人患者。未成年人(<18

---

① 在哺乳动物中存在一组与免疫应答相关,决定移植组织是否相容,且紧密连锁的基因群,称为主要组织相容性复合体(major histocompatibility complex, MHC)。人类的 MHC 称为人类白细胞抗原(human leukocyte antigen, HLA)基因复合体,它所编码的产物就是 HLA 抗原。

岁)的紧急状态包括：① 使用呼吸机或机械辅助设备(如体外膜肺)支持；② 罹患先天性或后天性心脏病,反应性肺动脉高压超过循环动脉压的 50%,且年龄小于 6 个月；③ 由于某些疾病,如顽固性心律失常等原因,等待者若不接受心脏移植,预期寿命可能小于 2 周；④ 有明显生长障碍者。该评分仅 14 天有效,如等待者所在的医疗机构未及时更新相关医学数据,则评分降为一般状态。

由于心脏所能耐受的冷缺血时间较短,不符合紧急状态的心脏移植等待者优先根据地理因素进行排序。按照"移植医院—省级—相邻省份—全国"4 个层级逐级匹配合适的等待者。其他影响心脏移植匹配名单的因素还包括：年龄因素(小于 18 岁的心脏捐献者,其捐献的心脏优先分配给年龄相近,即同样是小于 18 岁的移植等待者)、血型匹配、与捐献者的亲属关系、心脏移植等待时间等。

(五) 肺脏分配规则

肺脏移植等待者匹配名单排序的主要因素包括：地理因素、等待者医疗紧急度评分、年龄因素、血型匹配度、肺脏移植的等待时间、捐献者接受原则等。与心脏移植一样,肺脏分配按照"移植医院—省级—相邻省份—全国"4 个层级逐级匹配合适的等待者。医疗紧急度则按年龄不同采用不同分类方法。其中大于 12 岁的肺脏移植等待者会使用肺脏分配评分(lung allocation score，LAS),按分值从高到低排序,评分有效期为 6 个月。小于 12 岁的肺脏移植等待者则是按紧急状态和一般状态进行划分：诊断为呼吸衰竭,动脉血氧分压(PaO_2)<7.98 千帕(60 毫米汞柱)或动脉血二氧化碳分压($PaCO_2$)>6.65 千帕(50 毫米汞柱),并且需要使用呼吸机辅助呼吸或需要人工心肺支持者符合紧急状态,享受优先分配权,但 3 个月后需重新评估。如果肺脏移植等待的患者加入等待名单时小于 12 岁,一直在等待名单中等待肺脏分配,当该等待者大于 12 岁时,会按照原有的医疗紧急度评分先进行排序,直至当前的医疗紧急度过期,再重新按照 LAS 评分进行计算。

(耿雯倩、朱万)

第二章
器官分配的伦理原则和挑战

一、器官分配的伦理原则

(一) 符合医疗需要原则

器官移植作为一种治疗手段,其根本目的是挽救患者的生命。同时,人体器官作为一种稀缺的医疗资源,必须确保合理利用,避免浪费。因此器官分配的首要原则就是根据医疗行为需要,为器官移植等待者选择适宜的匹配器官,以最大限度保障器官移植质量,减少各类并发症,延长患者生存期,提高患者生存质量,使宝贵的器官发挥最大的效用。我国在《人体器官移植条例》的总则中提出了"保障医疗质量,保障人体健康"的基本要求,并且明确指出"申请人体器官移植手术患者的排序,应当符合医疗需要,遵循公平、公正和公开的原则。"《中国人体器官分配与共享基本原则和核心政策的通知》则将"移植医院应当根据医疗需要,为器官移植等待者选择适宜的匹配器官"列为器官分配的基本原则之一。

符合医疗需要原则要求移植医疗机构和移植医师正确评估每一个等待者的病情并准确录入器官分配系统。信息准确是判定真实医疗需要的基础条件,也是对医疗机构和医师的基本工作要求,需要医师在客观上真实记录,在主观上科学诊断,尽可能避免因诊断偏差造成的医疗需要判定偏差,从而影响器官分配顺序。此外,还需要医师随时监测等待者的病情变化,及时调整录入信息,保障病情信息能够得到准确的动态调整和记录,维护器官的合理分配。

符合医疗需要原则的实施难点在于有效解决等待者医疗需要评判过程中的利益冲突问题。医师对病情的判定和评分决定了等待者能否在器官分配时获得排序优势,同时也决定了医疗机构和医师能否获得开展移植手术的机会,在这个过程中会不可避免地出现利益冲突的问题:一方面是当前等待者获得器官的利益(患方利益),以及医师和医疗机构开展移植手术的利益（医方利益），另一方面则是其他等待者获取分配机会的利益（患方利益）。当医方过度关注自身利益而使得对当前等待者的医学评判出现偏差时，就会损害其他等待者的患方利益，这时就产生了利益冲突。尽管在这一利益冲突中，当前等待者的患方利益与医方利益是一致的，表面上看似乎是两种患方利益——当前等待者和其他等待者的利益冲突，但由于医师在这个过程中具有行为上的主动权，因此这一利益冲突的实质还是医方利益与其他等待者的患方利益之间的冲突。应该明确的是，患方利益是主要利益，而医方利益是次要利益，当主要利益和次要利益产生冲突时，医师和医疗机构必须维护患者的主要利益而放弃自身的次要利益，这是医师最基本的医德要求。因此要解决这一利益冲突，首先就要求医师必须维护职业道德，在医学评判过程中保持高度的原则性，坚持做到客观公正，从主观上降低对自身利益的诉求；其次是探索合理的医学评判制度和规则，例如移植医师回避制度，部分限制移植医师参与等待者的医学评判，或者第三方督察制度，对医学评判过程和结果进行有效监督，等等，从客观上降低医师过度获取自身利益的可能性。

（二）公平公正原则

在被我们文化道德所广泛接受的原则中，公平公正始终是最基本的原则之一。在器官分配中，公平公正同样是最基本的原则。从宏观角度来说，公平公正原则要求器官在分配过程中的机会公平，即每个等待者都应有同等的机会获得器官。由于等待者情况的差异可能导致机会的差异，因此需要通过各种政策和规则减少因个体本身或个体所在区域的差异而导致的器官分配不均的情况。从微观角度来说，公平公正原则要求器官分配的过程公正和结果公正，包括捐献器官必须通过国家器官分配系统进行分配，医疗机构和个人不得擅自分配器官；必须根据器官分配与共享的基本原则和核心政策进行逐级分配；不能干扰和阻碍器官的正常分配；实施移植手术的医疗机构必须严格执行系统分配的结果，并在器官移植手术完成后完成移植信息的更新。

（三）公开原则

器官分配的公开原则并非向公众公开捐献者或者等待者的个人身份信息和医疗信息，而是在器官分配系统中保障各种信息的准确性和可及性。公开原则要求在器官分配系统中准确填写捐献者及捐献器官的相关信息，禁止伪造篡改捐献者的数据；器官移植等待者的信息必须全部录入分配系统并及时更新；系统生成匹配名单后，移植医疗机构应及时接收并确认，在规定时限内登录器官分配系统查看捐献者和捐献器官的医学信息，并依据医学判断和等待者意愿做出接受或拒绝器官分配的决定并回复；拒绝接受器官分配的，应在器官分配系统中说明理由。

（四）优先原则

优先原则是以公平公正分配为基础，以科学合理分配为目标，根据器官特点、患者情况和鼓励捐献等因素来决定器官分配的优先权，以尽可能取得器官分配最优解。优先原则包括区域优先、组织配型优先、血型相同优先、病情危重优先、等待顺序优先、稀有机会优先和捐献者直系亲属优先等。

在符合医疗需要并确保公平公正的基础上，为了保障移植器官能够在保存时限内及时有效地分配，器官分配实行区域优先原则。根据《中国人体器官分配与共享基本原则和核心政策的通知》，肝脏和肾脏按照"移植医院—组建联合 OPO 的移植医院—省级—全国"4 个层级进行逐级分配共享，心脏和肺脏按照"移植医院—省级—相邻省份—全国"4 个层级进行逐级分配共享。区域优先的原则以保障器官质量，争取患者利益最大化为出发点，区域范围越小，器官转移距离越近，则器官功能损失越少，患者获益越大，器官所体现的价值也就越高，因此分配层级也越为优先。

移植器官需要找到最为合适的匹配者，组织配型优先即和供者的人类白细胞抗原（HLA）匹配度高的等待者可优先分配器官，同样的，血型相同优先即和供者的血型相同的等待者可优先分配器官。组织配型优先和血型相同优先原则有利于减少移植排斥，优化匹配质量，避免器官浪费，提高移植质量和效率，从而提升受者的移植术后生存率和生存质量。病情危重者比病情平缓者更需要及时获得器官移植的机会，病情危重优先原则是从挽救生命的角度出发，体现了对生命的尊重和公正。而在病情相似的情况下，排队在前的等待者应先于排队在后的等待者获得器官分配，这是等待顺序优先原则，体现了器官分配的公平。有些等待者因为生理或者病理因素，找到合适器官的机会很小，当合适器官出现的时候，这些稀有机会者应比其他等待者更优先获得器官，这就是稀有机会优先原则，这一原则减少了因等待者的个体生理、病理因素造成的器官分配不均的可能，同样体现了器官分配的公平。捐献者直系亲属优先原则是给予供者直系亲属以优先的机会，即供者直系亲属如果需要器官移植，可以优先获得器官，这一原则是为了鼓励公民逝世后捐献器官，为器官捐献者提供合理的激励。

（五）保障儿童原则

各国对于儿童移植患者均格外关注，因为儿童属于弱势人群，其权益在医疗活动中应受到额外的保护,这是医学伦理最基本的要求之一。美国器官获取与移植网络(Organ Procurement and Transplant Network,OPTN)儿童委员会于 1998 年规定,未成年患者享有器官分配优先权,如果在一定时间范围内(0～5 岁儿童 6 个月,6～10 岁儿童 12 个月,11～17 岁儿童 18 个月)未匹配到合适器官,可以允许其排到移植等待名单前列。2005年,OPTN 儿童委员会又规定,儿童等待者可以优先获得年龄低于 35 岁的捐献人捐献的肾脏,他们认为此举可以增加移植后肾脏生存时间、提高肾移植成功率。欧洲国家器官储运组织也明文规定,儿童肾移植等待者可获得额外的优先级评分。我国在《中国人体器官分配与共享基本原则和肝脏与肾脏移植核心政策的通知》中明确规定 18 岁以下肾移植等待者具有优先权,当捐献者同样为儿童时,考虑到解剖、生理等方面的匹配性,器官将优先分配给儿童。

由于器官的稀缺性,优先保障儿童的政策也存在一定争议。支持这一政策的观点认为,从效用角度考虑,器官应优先分配给那些治疗效果更好的人。以肾移植为例,儿童肾病患者常出现生长滞后、骨营养不良、钙磷代谢异常、酸中毒、贫血等并发症,并且疾病及长期透析也会阻碍患儿的认知、心理发育等,及时的肾移植可以有效改善患儿的生长和智力发育,在一定程度上保障患儿的正常生活和学习。因此,从个体效益角度出发,肾移植对儿童的治疗效果更加突出,患者受益更明显;从社会效益角度出发,及早进行肾移植可提高儿童患者未来正常工作和生活的可能性,有效减少社会福利支出。反对观点则认为,稀缺的器官是一种社会资源,应优先分配给能为社会创造更多价值的人,与儿童相比,成人的体力和智力无疑可以提供更高的产出,保障儿童政策往往意味着其他成人失去了一次生存的机会,因此不应将资源向儿童倾斜。近年来,关于保障儿童优先权的争论已基本取得一致:从公正原则来看,儿童患者尚未享受成人已享受过的生活和医疗福利,且优先获得器官移植可以提高他们成长为成人并处于健康状态的机会,因此,儿童患者应在器官分配时得到优先保障。

二、器官分配面临的伦理挑战

(一) 谁能更优先获得器官

在移植器官巨大供需矛盾的情况下,器官分配的问题历来受到广泛的关注和讨论。由于等待器官的患者大多都处于疾病的终末期,很多维持性的治疗方法已经无法改善他们的身体状况,器官移植便成为延续生命的最佳手段。但是,谁可以在众多等待器官的人当中优先分配到那颗来自供者的器官,比别人快一步获得器官移植的机会,从而得到生命延续的希望,无疑是器官移植中最引人关注的焦点问题之一。那么,器官分配的优先程度应取决于什么标准,或者说,哪些标准可以成为器官分配的决策因素呢?

首先,是时间标准。时间标准通俗地说就是先来后到,按照排队顺序谁在前面谁就可以优先获得器官。时间标准是最简便易行,也是客观性最强的标准,在生活中被广泛应用,例如排队乘车、排队购物、排队就诊,等等。但通常情况下,时间标准只能解决最简单的矛盾——这里的简单指的是资源充足或者价值很低——一旦情况稍有复杂,仅靠先来后到无法满足不同人的需求,那么在时间标准之外往往还会附加其他标准,例如购物场所的 VIP 通道,又例如看病就医时划分出了门诊和急诊。对于器官分配而言,仅靠时间标准确定优先度显然无法应对其复杂局面:每个人的身体状况和疾病进展程度有所不同。如果有一个时间排序靠后的人疾病相当严重,不能及时进行器官移植就会危及生命,而所有排在前面的人都还能再等一等,那么是否可以让这个人优先进行器官移植?这种按照身体状况和疾病进展调整器官分配优先级别的方式即是医学标准。按照排队顺序分配器官,同时在排队的基础上考虑队伍中每个人的身体状况和疾病进展后进行调整,即在器官分配的时候结合时间标准和医学标准进行综合考量,这种方式已经在全球范围内得到了广泛认同。

尽管时间标准结合医学标准的方式是目前很多国家器官分配的排序基础,但在如何区分每个人医学需求轻重缓急的问题上往往会产生分歧,这是医学标准极具复杂性的一面。什么样的情况或者标准才能称为病情危重?即使同属于病情危重,在危重中是否还可以分成一般危重和更危重的情况?医学标准还存在患者客观医学指标和医师主观医学评价的问题,怎样设置权重?不同的医师可能产生不同评价,怎样进行处理?这些问题在不同的人心里会有不同的答案,即便是器官移植领域的医学专家,看法也会存在差异。当然,病情危重的问题可以通过专家讨论产生一个被大多数人接受的共识然后进行权重赋值加以解决,但是病情危重的患者,他的移植价值就更大吗?举个例子:有 A 和 B 两名患者同时需要器官移植,患者 A 病情危重,如果不马上进行移植就会危及生命,但移植后 1 年的存活率可能不到 30%;患者 B 病情稍缓,可以等待 3 个月甚至半年,移植后 1 年的存活率可以达到 90%,问题是 A 和 B 哪名患者更值得获得宝贵的器官?这就是伦理中的两难困境,无论选择 A 还是 B,每个答案看似都有道理,但也都存在可以被反驳的地方。这种伦理困境,每个人都可以有属于自己的判断,但却始终缺乏一个所谓的标准答案。

对谁能更优先获得器官这个问题而言,伦理困境不仅仅是"两难",因为以上只是提到了时间标准和医学标准,但在不同人的思维中,或者在不同群体的观点中,器官分配的优先程度还有更多可以考量的标准。每个人对社会的贡献度是存在差异的。在社会贡献差异很大的两个人之间,社会贡献大的那个人是否可以更优先获得器官,从而继续为社会创造价值? 可以把这个问题进一步具象,在这里不宜具体地举某个人的例子,但可以尝试进行这样的决策:一个非常被认可的,被认为对社会有卓越贡献的人需要进行器官移植,但无论是排队时间还是疾病状况都有比他更靠前的人在等待,这种情况下,他是否可以优先获得器官? 如果认为可以,那么接下来的问题或许更难回答,哪种情况才能算是对社会有卓越贡献,衡量的尺度是什么? 如果说前面的问题尚有可能在大多数人当中得到一个比较一致的答案,那么对于后面这个问题每个人的答案或许都会有所不同,因为每个人对社会价值的衡量,对伦理困境的解析都会存在差异,这种差异将直接导致对器官分配是否应引入社会标准以及如何判定社会标准的问题产生巨大分歧。

时间标准、医学标准和社会标准只是最容易想到的 3 个衡量器官分配优先度的标准,除此之外还有很多可以影响器官分配的因素,甚至这些因素并非来自器官待分配者本人。例如参加过无偿献血的人可能会有这样的经验,献血后自己及直系亲属可以得到优先用血的机会,这种“无偿献血,优先用血”的政策在我国多地实施,就是为了鼓励大家积极参与无偿献血。那么和血液同样属于稀缺资源甚至有过之而无不及的人体器官,是不是也应有相同的政策:一人捐献,亲属优先? 又例如两个排队等候时间相同、病情危重程度相同的患者,其中一人有两个幼子需要抚养,另一人既没有孩子需要抚养,也没有老人需要赡养,如果只有一个器官,先给谁移植? 这两个例子的共同点是,影响器官分配优先程度,

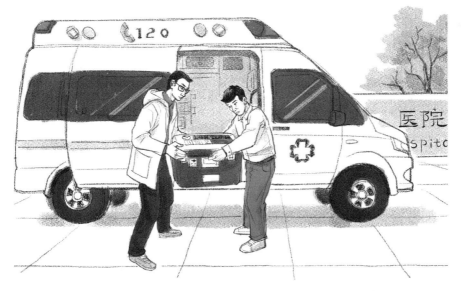

谁可以在众多等待器官移植的人当中优先分配到器官,比别人快一步获得器官移植的机会,从而得到生命延续的希望,是器官分配的焦点和难点。

或者说引起器官分配优先程度讨论的因素来自器官待分配者的亲属。器官待分配者本人的，包括排队时间、疾病情况、社会贡献等因素已经使器官分配的公平公正产生了巨大难度，如果再加上器官待分配者本人以外的各种影响因素，那么"谁能更优先获得器官"这个问题的复杂程度将会远远超过现有的可供器官分配使用的解决方案。也就是说，目前还无法找到一种绝对公平公正的方式去解决器官分配问题。现有的方式，无论我国还是其他国家，只能是在一个基于科学的，且尽可能得到广泛认同的标准上，去进行各种因素的分解以及赋值，然后产生一个相对公平公正的分配系统。

（二）医疗机构的优先权问题

器官移植是现代医学最大的成就之一，作为一种高难度的疾病治疗手段，从诞生的那刻起就成为能够体现一名医师、一个临床科室，甚至一家医院高超医疗水平的标志性手术。尽管经过半个多世纪的发展，各类器官移植手术技术已被越来越多的医师熟悉并掌握，并且随着免疫抑制剂的开发和应用，器官移植已逐渐成为一种稳定且常规的临床治疗手段，但是由于一台器官移植手术囊括了外科、麻醉、护理、重症医学、影像、检验、输血等多个学科的技术，可以非常直观地体现一家医院的综合水平，直到今天，仍有很多人把能否开展器官移植手术作为评价一家医院是否是"高水平医院"的重要标准。而医院每年开展器官移植手术的数量又往往在无形中为这种评价增加了"定量指标"的色彩。虽然医院的评价体系各式各样，评价指标千千万万，但器官移植手术数量总能在各类评价体系中占据一席之地，无论主观的还是客观的，抑或纯粹是感官的。在当前医疗机构越来越重视自身宣传，以期赢得社会关注与口碑进而扩大潜在客户群的环境中，实现新的器官移植技术，完成新的器官移植手术，尤其是那些复杂的多脏器联合移植，已经成为很多医疗机构展现高超医疗水平的宣传点。

医疗机构是器官移植手术的开展场所，同时也是器官捐献的主要发生场所——那些逝世前志愿捐献器官的志愿者将在医院完成器官捐献。在此过程中，医院的宣传动员和配合协调将对器官捐献起至关重要的作用。首先谈谈直接影响。医护人员是患者的直接接触人，一旦患者尤其是重症患者有捐献器官的意愿时，主管的医护人员能否及时告知人体器官捐献协调员开展器官捐献的知情同意和登记，决定了这名患者是否可以跨出器官捐献的第一步。当患者逝世后，医护人员能否及时通知OPO开展器官获取工作，决定了这例器官捐献最终的成功与否。此外，医护人员可以对患者的器官质量是否符合捐献条件进行预判，进一步决定了移植器官的质量和后续移植手术的效果。其次谈谈间接影响。患者及其亲属对于人体器官捐献的相关知识、法律法规及政策的了解，需要医护人员进行宣传与解释,特别当这些医护人员还是兼职人体器官捐献协调员时,他们的动员和宣教对于患者或亲属能否了解器官捐献的意义并最终接受器官捐献就显得尤为重要。可以说,医护人员对于器官捐献的态度以及所做的相关工作,成为器官捐献能否成功的重要因素。而在通常情况下,医护人员的行为又往往是医院态度的直接体现。

以上分析可以概括为:第一,器官移植对医院很重要;第二,医院对器官捐献很重要。这看似简单的两句话背后,其实隐藏了又一个器官分配的伦理两难困境,即医疗机构在器官分配过程中的优先权问题。可以把这句话转化成一个具体的问题来思考:在 A 医院捐献的器官,能否优先分配给 A 医院中等待移植的患者?显然这个问题只有两个答案,可以或者不可以。

如果可以,也就是在 A 医院捐献的器官,只要 A 医院有等待移植的患者,那么在符合组织配型等医学条件的前提下,此器官将优先提供给 A 医院的患者进行移植。这时会不会产生这样一个问题:A 医院在面对愿意捐献器官的患者时,是否会为了获得宝贵的器官移植机会,而在救治过程中不再那么积极?当然这个假设不是否认医疗机构和医务人员救死扶伤的职责和品质,医务人员永远不会为了一例器官移植而放弃对患者的救治,在这里讨论的是一种潜在的消极,例如在这种情况下医务人员可能会更愿意接受患者本人或亲属放弃治疗的想法,但正是因为这种潜在的消极往往会表现得很隐匿,隐匿到有时候连医务人员自身都无法察觉,所以才更值得被关注。

如果不可以,即在 A 医院捐献的器官,即便 A 医院中有正在等待移植的患者,也必须严格按照时间标准和医学标准确定的排队顺序,由 COTRS 优先分配给排在第一位的患者,这名患者可能在 B 医院,也可能在 C 医院进行移植。这时会不会产生另外的问题:A 医院通过排队系统知道下一例器官将提供给其他医院的患者,在缺乏动力的情况下,不再积极动员那些表达过器官捐献意向的濒危患者或其亲属。大家知道,大部分患者或其亲属对器官捐献的认同来自医疗机构的动员和宣教,一旦这些行为因为医务人员动力不足而受影响,而这种影响又具有普遍性的时候,器官捐献的数量一定会受到直接的影响。

从上面的分析中可以知道,医疗机构在器官分配过程中的优先权问题会造成"本院优先—消极救治"与"跨院分配—消极动员"的伦理两难困境。一方面,绝对不能因为需要获得一个器官用于移植而失去医疗服务的公平与公正,这样的结果是很可怕的,这就要求在器官分配的过程中不能产生对医疗机构和医务人员的过度影响甚至是诱导。而将器官捐献的"责"与器官分配的"利"进行完全割裂则是消除这种影响最彻底、最有效的方式。但另一方面,又难以要求医疗机构和医务人员无条件地拥有动员器官捐献的自发的热情,合理地增加他们的驱动力,短期看有利于器官捐献的数量,长期看有利于器官捐献的社会认同。所以,适当地给予医疗机构在器官分配过程中的优先权,也就是将器官分配的"利"和器官捐献的"责"进行挂钩,从这个角度来看又确实是有利的。那么有没有一种两全其美的方式,既能产生对积极动员的激励,又能完全消除对潜在的救治消极心理的影响呢? 很遗憾,目前找不到任何一种办法去完美地解决这个矛盾。现况下的最优解是在获得器官分配的"利"和动员器官捐献的"责"之间寻找一个平衡点,使得激发积极动员的获益能够大于潜在的消极救治的风险。而这对于器官分配的原则制定以及相应的排位系统设计而言又是一个巨大的挑战。

(三) 区域优先与异地就医的问题

我国目前的器官分配原则中设置了一定的区域优先权。根据我国人体器官分配与共享的基本原则,肝脏和肾脏按照"移植医院—联合 OPO 区域内移植医院—省级—全国"4 个层级进行逐级分配共享,心脏和肺脏按照"移植医院—省级—相邻省份—全国"4 个层级进行逐级分配共享;除非在肝脏或心脏移植的紧急状态下可以在全国层级进行优先分配,包括肾脏移植、肺脏移植、非紧急状态的肝脏或心脏移植在内的大多数情况下,器官分配都会考虑地理因素,省内患者优先于全国其他地区的患者。通俗地说,就是某省级行政区域如果出现了一个可捐献的器官,那么在器官分配时,这个地区患者的优先权将高于全国其他地区的患者。这种优先权是基于器官保存时限要求、疾病可替代治疗情况和器官需求紧急程度等多种因素来设置的。将区域作为器官分配的衡量标准之一,可以最大限度避免器官在分配过程中因耗时太长而影响质量,从而保障器官可以获得最佳的移植效果。

器官分配区域优先原则的必要性是显而易见的,其可操作性从字面上也很容易理解,即本区域内等待器官移植的患者在器官分配时排序优先。但在实际分配时,这个看似简单的原则却存在复杂的伦理问题。从字面上理解,区域优先原则中的"区域"所体现的是一个地理概念,或者说是一种地理位置上的限定,这是区域优先容易理解也看似简单的原因,即所"优先"的对象只要符合一个条件——在这个区域内登记移植即可。但区域优先的复杂性也恰恰来自"区域"这个概念。因为这里的"区域"指的是患者登记移植的地方,而非患者长期生活、工作的地方。在登记志愿器官捐献这个时间点上,后者是已经固定的,而前者则是可以自由选择的,这种选择的能力又取决于患者的社会地位、经济状况等多种因素。换言之,区域只是限定了地理条件,相对于固定的地理概念,器官的需求者——人,则是流动的,在这种流动性的影响下,固定的地理壁垒其实是不存在的。所以,区域优先从某种程度上来讲并非患者属地性质的优先,而可能是患者能力的优先——他们是否有足够的能力移动到器官资源所在地就医、登记、排队，然后完成移植手术。这就带来了相应的伦理问题。

出于器官分配的公平性，对于个体而言，决定一个人排序是靠前还是靠后可以有时间标准，可以有医学标准，但个人的经济状况绝对不会是分配排序的考虑因素。但在区域优先的情境下，将个人经济状况的优势转化为器官分配排序的优势出现了一定的可能性：那些经济状况良好的患者可以通过异地就医在另一个地区进行器官排队，而那些经济状况不佳的患者则缺少了这种机会。尽管大多数等待器官移植的患者都没有能力掌握不同地区捐献器官数量的多少，从而有目的性地去那些器官资源更为丰富的地区就医，但异地就医能力的不同已经对器官资源分配的公平性产生了挑战。例如在两个省级区域 A 地区和 B 地区，A 地区的器官捐献人数少于 B 地区而排队等待器官移植的患者多于 B 地区。一个居住在 A 地区的患者需要进行器官移植，当其经济能力足以负担异地就医的费用时，那么就可以去 B 地区就医并排队等待器官，而当其经济能力无法负担异地就医费用时，就只能在 A 地区排队。如 B 地区出现一个合适的器官，在以上两种情境中，相较于在居住地 A 地区进行排队，到 B 地区异地就医显然可以更优先地获得器官移植的机会，这就是不同经济状况有可能带来的不公平。

器官移植在区域优先原则下，由于异地就医和异地排队的存在，还会出现区域公平性的问题。从全球范围来看，不同国家、不同地区之间由于文化、历史、宗教和制度等一系列因素的差异，对器官捐献的认识和接受程度有很大的不同。同样的，在我国不同地区之间，器官捐献的人数和在人口中的占比也有很大的差异。如果某个地区因为器官捐献人数更多而更容易获得器官移植的机会，其他地区的患者纷纷到这一地区就医进行器官移植，那么对这个地区的本地人群来说就会存在某种不公平。这个问题不同于单纯的异地就医对当地医疗资源的占用，因为后者还存在不同地区医疗资源投入不同而形成的优质医疗资源分配不平衡——国家投入多的地区的确应承担更多的医疗责任。对器官捐献而言，产生影响的因素可能更多地来自地区文化、历史、宗教等情况，以及当地对器官捐献的宣传和推广。公众通常会认为谁捐献谁获益，更愿意捐献器官的地区的人群更应享受到器官捐献带来的益处，这是对器官捐献意愿的一种回馈，同时也有利于提升当地人群对器官捐献的接受程度，从而进入一个正向的、良性的循环。而区域优先叠加异地就医会使得居于捐献优势地区的人群不再享有分配优势，从而对器官分配的区域公平性产生影响。当然，这个问题是存在争议的，也有人认为谁捐献谁获益只应限于个体或家庭的范围，而不是一个地区的群体。

在区域优先原则下，异地就医可能产生器官分配的伦理难题。那么，限制器官移植的异地排队是否就能解决这些难题？答案是否定的，因为限制异地排队同样会带来伦理难题。首先，限制了器官异地排队也就意味着限制了器官移植的异地就医——如果必须在居住地排队而可以异地就医的话，则会存在器官需要跨地区输送的问题，这和区域优先原则相矛盾——而器官移植限制异地就医，明显有悖于医学救死扶伤的本质。其次，我国各地医疗资源不同，尤其是器官移植技术这种优质医疗资源的差距更大，各地区可开展移植手术的医疗机构数量差异明显，不能异地就医显然对于医疗资源贫乏地区的人群来说缺乏最基本的就医公平。所以，就现况而言，这个伦理问题同样找不到完美的解决方案。

（江一峰）

第三章
案例与分析

一、器官分配超越医学标准引起争议（案例 4）

【案例概要】

某企业家在常规体检中发现肝脏有病变,辗转几家医院检查后,被确诊为原发性肝癌。因肝脏存在多处肿瘤病灶,已属于肝癌晚期,并且肿瘤已侵犯到门静脉血管,经医师评估无法通过手术切除肿瘤。为了延长该患者生命,提高生存质量,在征求了患者本人的意愿后,医院决定对其实施肝移植手术。患者住院后,在 3 周内等到了捐献的器官,医院随即进行了手术。手术中证实,患者肝脏多发性肿块,最大的肿瘤结节直径为 8 厘米,并有数个直径在 1～2 厘米的肿瘤结节,病理诊断为肝细胞肝癌。手术成功,患者术后按常规流程出院了。9 个月后,患者在医院随访检查时发现肝脏肿瘤复发,在征得患者同意后,医院对患者实施了第二次肝移植手术。经过医护人员的共同努力,肝移植手术再次成功。但是 1 年后,患者在定期随访时发现肝脏肿瘤又复发了,并且发生了其他器官的广泛转移。虽经医院积极治疗,但患者终因肿瘤广泛转移引起的多种并发症不幸离世,这个不幸的案例发生在 21 世纪初。

【案例分析】

(一)"米兰标准"显示早期肝癌患者适宜肝移植

这名企业家生前热衷于慈善事业,他的离世让很多人感到惋惜。但在惋惜的同时,也有人对这位患者两次肝移植手术的必要性和适宜性进行了探讨。有人认为,患者已患晚期肝癌,如果不进行肝移植,预期的生存期可能只有半年左右,两次肝移植手术为患者争取了将近两年的生存期,更为重要的是,通过肝移植使患者在此后大部分的生存时间里避免了晚期肿瘤带来的痛苦,虽然未能进一步延长患者的生命,但其生活质量大大提高,生命的尊严得到了保障。也有人认为,患者首次肝移植后没到 1 年就出现肝肿瘤复发,说明肝癌这种疾病并不适合进行肝移植手术,而第二次移植 1 年后又出现复发更是证明了这一点。尽管肝移植使患者延长了一定的生存时间,但这是以两个移植器官为代价的,如果把这两个器官移植给其他更适合的患者,那么所获得的移植效益会更大,这两个器官所发挥的价值也会更大。

那么,肝癌患者是否适合进行肝移植手术呢?对于这个问题,目前比较公认的标准是20 世纪 90 年代提出的"米兰标准",即单个肿瘤直径在 5 厘米以下,或者多发的肿瘤少于3 个并且最大直径在 3 厘米以下,同时没有侵犯大血管以及淋巴结或肝外转移现象。符合这个标准的肝癌患者进行肝移植手术预后较好,可以接近肝脏良性疾病的存活率,5 年生存率约为 75%,术后肿瘤复发率一般小于 10%。由于器官来源的紧缺,全世界公认的一个原则是将移植机会留给那些手术效果好且不易复发的早期肝癌患者。也就是说,符合"米兰标准"的肝癌患者才有意义进行肝移植手术,而不符合这一标准的患者由于术后生存率低,复发率高,因此不推荐采用肝移植的方式进行治疗。当然,"米兰标准"有其自身的缺陷,有专家认为这个标准对于肿瘤大小和数量的要求过于严格,而且忽略了肿瘤的生物学特性,使一部分有治愈可能的肝癌患者被排除在外。在我国,有很多学者根据人群特征提出了符合我国国情的标准,例如"杭州标准"[①]和"上海复旦标准"[②]等。但不管这些标准的尺度是宽还是紧,有一点是相同的,即肝移植适宜那些早期肝癌患者,而在这个案例中,无论参照哪种标准,这名患者其实都不适合进行肝移植手术。

(二) COTRS 保障我国器官分配科学公正地开展

有人对本案例中这位患者接受的两次肝移植手术产生了质疑。从器官移植的必要性来看,如果这位患者没有企业家的身份,那么他还会不会得到两次肝移植的机会?反过来说,是不是因为他的经济实力和社会地位使他得到了两次移植的机会?那么肝移植的标准是什么?很显然,从医学标准的角度分析,晚期肝癌并不适合肝移植,因此在器官分配时,根据我国现行的人体器官分配原则和政策,这些患者一般不会得到移植的机会。2011

① 杭州标准:无大血管侵犯和肝外转移;累计肿瘤直径≤8 厘米;或累计肿瘤直径>8 厘米,血清甲胎蛋白(AFP)水平≤400 纳克/毫升,且肿瘤组织学分级为高分化和中分化。
② 上海复旦标准:单发肿瘤直径≤9 厘米;或多发肿瘤≤3 个,且最大肿瘤直径≤5 厘米,全部肿瘤直径总和≤9 厘米,无大血管侵犯或淋巴结转移及肝外转移。

年,COTRS上线运行,此时,我国刚刚试行用计算机系统进行科学公平地进行人体捐献器官的分配。上述案例发生的21世纪初,我国尚未确立人体器官的分配原则,也未明确器官移植的医学标准,因此在器官分配时除了参考医疗需要之外,是否还会参考一定的社会标准,这是每个从事器官移植的医院或者医师都会面临的问题。一个为社会带来大量物质和精神财富的人,从社会价值的角度去判断,优先获得器官移植的机会似乎也存在一定的合理性。如果这个案例中的患者只进行了一次器官移植而非两次,那么很有可能不会因为器官移植而引起争论,更多的将是对他热心慈善的赞许以及不幸离世的叹息。这就是谁能够更优先获得器官的现实案例,在医学标准之外,社会标准甚至其他更多的参考标准能否成为优先获得器官的评判因素。几乎可以肯定的是,如果没有明确的人体器官分配原则和政策,那么那些对社会贡献更大的人将会拥有更多的机会优先获得器官资源,而这在一部分公众的心目中也能够得到相当的认可,当然,也会在另一部分人群中产生一定的质疑。

(三)现行器官分配管理中未纳入社会价值评估

在器官分配时引入社会价值作为参考并非毫无意义。仅就上述案例而言,如果这名患者只进行了一次肝移植,尽管从医学标准的角度来看并不适合,但或许不会在公众之中产生较大的争议,因为这时社会价值正在起到它的作用,公众认同的天平倾向于对社会价值的认可。而器官分配引入社会价值的难点在于如何不被滥用以及如何去量化。上述案例中,患者在进行了第二次肝移植之后出现了争议,因为在社会价值与器官资源消耗的衡量与比较中,公众认知的天平逐渐向器官资源消耗倾斜——即便富有社会价值,也不应在效果不佳的情况下消耗大量的稀缺资源。这正是基于公众对于社会价值被过度使用的疑虑。同时,医学标准尚存在量化的可能,例如"米兰标准"对肿瘤大小和数量可以提出具体的要求,但社会标准的量化则基本不具备可行性,社会价值水平,多少数量,何种类型,很难找到合适的评价标准。因此器官分配的现行法规和规范未将社会标准纳入其中是合理的。

这里需说明的是,上述案例发生时,我国并未开始使用COTRS,因此不能用今天的标准去审视上述案例的合规性。也正是由于一个又一个器官分配案例引起的争论与思考,才不断推动我国器官分配与共享逐步走向正规化与法制化。很多案例未来不再会发生,但其中对于伦理问题的思考将会始终存在并引导我们探索更为公平公正的器官分配原则。

二、等待器官分配时异地排队和多重排队带来问题（案例 5）

【案例概要】

某男青年长期患慢性肾炎。在大学读研究生期间，他的病情突然加重，并发展到了尿毒症阶段。因为肾脏功能完全丧失，他不得不停止学业回到家乡，在居住地医院进行血液透析维持生命。但由于病情的持续恶化，医师建议他应尽快进行肾移植手术。一家人为了移植手术而倍感焦急。因为家庭比较贫困，他的父母首先想到了捐献自己的肾脏，但由于父母双方都患有严重的基础疾病，经过医师检查确认，均不符合活体肾脏捐献的条件。于是全家人只能放弃活体器官捐献的想法而等待公民逝世后自愿捐献的器官。为了尽早得到肾移植的机会，他的父母为他在居住地的医院进行了登记排队，而他的导师也为他在大学所在地的医院进行了登记并加入等待移植的名单之中。几个月后，好消息传来，经过 COTRS 的比对，其大学所在地医院有一个肾脏匹配成功，可供移植。得到这个消息后，全家人马上赶到大学所在地，而医院也已经做好了移植前的准备。他们到达后的第二天，医院即组织了移植手术，将捐献者的器官顺利移植到男青年体内。在闯过感染关、排异关和营养关等重重障碍后，男青年身体状况逐渐平稳，恢复良好。几周后，他顺利出院，回老家继续修养。经过一段时间的调理，男青年完全康复并重返校园。

【案例分析】

家庭贫困却又身患重病，多方帮助终于重获新生，这个案例无疑充满了坚韧和温情，令人感动之余，人们也可能产生一些疑惑：为什么案例中的患者在居住地登记排队后，又能去大学所在地进行排队？这个疑惑其实包含了两个问题：第一，排队等候器官的地点如何确定？第二，多重排队等候器官分配是否会涉嫌不公平？

（一）法规并未限制患者等待器官分配的地点

由于目前法规并未限制患者等待器官分配的地点，所以患者可以比较自由地选择在某个区域的某家医院进行排队登记。患者完成登记后，即可进入 COTRS，并根据其个人的医疗紧急程度、地理位置、年龄、血型、等待时间等因素进行综合评估后，确立排队的次序。由于器官保存有时限要求，在器官分配时会优先考虑患者排队等候的地理位置因素，即器官分配的区域优先原则。这里就不免产生伦理上的问题，因为不同区域甚至不同医疗机构之间的器官捐献数量存在差异，因此获得器官分配的概率以及等待时间也随之产生差异，有些区域或医疗机构排队时间长，也有些排队时间短。尽管对个案而言，由于年龄、血型等客观因素，以及是否正好有器官捐献志愿者去世这类偶合性因素，等待器官分配时间的长短存在一定的偶然性，但对于整个区域或者整个医疗机构的患者而言，器官捐献比例高、数量多的地方，往往等待时间更短，获得器官更容易。所以，患者可以有选择性地在某个区域的某个医疗机构进行登记排队，而这种选择取决于多种因素，包括信息获取能力、经济能力、社会关系和社会资源，等等。这个案例中，患者家庭条件不佳，信息获取能力和经济能力相对较差，所以一开始选择在家庭所在地的医院登记排队，因为这是他们最熟悉也是最可及的选择。但是患者的社会关系中存在导师这个角色，在导师的帮助下，患者顺利地在学校所在地的医院登记排队，这是因为导师拥有患者家庭所不具备的条件，例如各类信息的获取能力，动员捐助筹措费用的社会资源等。这样就产生了个体的能力和关系等综合因素影响器官分配优先权的伦理问题。从表面上看，要解决这个问题必须先解决患者就医登记排队的自由流动问题，而这又恰恰有悖于医疗资源公平性的原则——在医疗资源尤其是优质医疗资源分布不均衡时，允许异地就医是保障优质医疗资源可及性的重要措施。所以，要从根本上解决问题，应不断提升医疗资源分布的均衡性，同时提高器官捐献的数量。

（二）多重排队是很多国家在器官分配时面临的问题

美国曾有消息披露，某知名人士通过多重排队在较短时间内得到了器官移植的机会，并延长了数年的生存期。这位知名人士的器官移植在当时的美国引起过争论，有人认为虽然这例移植并未违反任何法律，但从伦理的角度去衡量，存在着器官分配的不公平。在我国，曾报道过有部分捐献器官并未进入 COTRS 进行分配，而是由器官捐献所在的医院自行分配，这使得多重排队成为可能。统一的计算机系统可以轻松识别多重排队并加以限制，一旦存在多个并行的分配系统，那么同一个患者就可以进入不同的系统进行登记排队。我们暂不去讨论分配系统的漏洞或者问题，仅从器官分配的原则来看，多重排队带来的影响具有两面性。器官分配有两项基本原则，一是保障公平，减少不均；二是提高效率，避免浪费。从公平角度而言，多重排队明显挑战了器官分配的公平性。与异地排队的问题一样，多重排队也和患者的能力、关系、资源等因素密切相关，因为多重排队同样需要有丰富的信息来源和充足的资金支持。这就使得那些能力更为强大、资源更为充沛的患者因为可以在多个区域和医疗机构同时排队而获得更多的获得器官分配的机会。而他们在获得器官分配的时候，却也同时剥夺了另一个患者的机会。但是从效率角度而言，多重排队又确实有利于器官分配效率的提升。因为多重排队不仅使等待者获得更多的器官分配的机会,同时也使每一个宝贵的器官有更多的等待者进行匹配,而匹配对象越多,就越容易找到契合度高的等待者,器官的匹配质量和使用效率也就越高。可见,多重排队是一把双刃剑,即有损于公平,又有利于效率。而多重排队究竟是弊大于利,还是利大于弊,这是在公平和效率之间进行衡量并进而进行取舍的问题。需要指出的是,目前《中国人体器官分配与共享基本原则和核心政策的通知》明确要求人体器官必须通过 COTRS 进行分配,并且对违反规定的行为提出了处罚甚至追究刑事责任的要求。器官分配会越来越严格,越来越规范,但器官分配所涉及的很多伦理问题仍需要依靠我们的智慧去不断解析并提出更为优越的应对策略,这也正是器官分配基本原则中"定期评估,适当修订"的出发点。

(江一峰、陶然)

第四篇
活体器官移植

　　活体器官移植一直存在广泛而持续的伦理争论。随着免疫抑制研究的突破和进步，来源于尸体器官的移植难题被不断攻克，尸体器官移植迅速发展。至 20 世纪后期，全球范围内的尸体器官移植的数量超过了活体器官移植。但由于尸体器官捐献数量的不足，部分国家逐步放宽了对活体器官移植的限制，在美国等一些国家，近年来活体器官移植的数量已超过尸体器官移植。鉴于活体器官移植在伦理问题上的争议，我国无论从法律层面还是政策监管层面，对这项技术均保持审慎的态度。

　　但随着公众关注度的提高和相关伦理研究的深入，活体器官移植的伦理思辨会越来越清晰，部分存在的伦理问题也将随着器官移植伦理委员会的建设和审查能力的提升而得到逐步解决。

第一章
活体器官移植概述

一、活体器官移植的发展

活体器官移植是指将从健康的供者身上摘取的器官移植到受者体内,用以替换丧失功能的器官的过程。全球首例活体器官移植是在 1954 年由美国的约瑟夫·默里(Joseph Murray)实施,他为一对同卵孪生兄弟进行了手术,将一个活体肾脏从哥哥体内取出后移植给了弟弟[①]。由于当时器官移植技术尚不成熟,而且这例手术首次从健康人身上取出一个器官,因此在手术前出现了关于活体器官移植伦理道德方面的激烈争论。默里的一些同行对这例器官移植表达了强烈的反对态度,他们认为从健康人的体内摘取器官是不能被人们普遍认同的伦理道德所接受的,同时并不看好移植的效果。同样地,社会公众也发出了很多反对的声音,甚至有人认为默里只是为了自己出名而不顾伦理道德上存在的巨大风险。经过反复争论,默里最终获得了一项特别法令并成功实施了手术。据报道,获得肾脏的弟弟存活了 8 年,而捐献肾脏的哥哥活到了 79 岁。

这例成功的活体器官移植手术对器官移植的发展产生了重大影响,其后无数的科学家和临床医师通过科学实验和临床实践开辟了器官移植这项技术不断发展的历程。1972 年,我国完成了首例活体肾移植手术。1988 年,巴西圣保罗医科大学的拉亚(Raia)为一名患先天性胆道闭锁的女童实施了全球首例活体肝移植手术,器官供者是患儿的母亲,但这次手术效果不佳,患儿接受手术后仅存活了 6 天。1989 年,澳大利亚的斯特朗(Strong)为一对母子进行了活体肝移植手术,接受人是患先天性胆道闭锁的男童,捐献人是患儿的母亲,患儿在 1 年后因病毒性肝炎复发及移植物慢性排异反应导致移植的肝脏失去功能,

---

① 1954 年约瑟夫·默里实施的这例肾脏移植手术是世界首例活体器官移植,同时是全球首例器官移植。

但在接受第二次尸体来源的肝移植手术后获得了长期存活。1994 年和 1995 年,我国先后完成了多例活体肝移植手术①。

默里的首例活体器官移植尽管获得了成功,还是引起了广泛而持续的伦理争论,诸如:"摘取一个健康人的器官去挽救另一个人的生命是否道德?"在伦理道德争议的约束下,活体器官移植在此后并未得到普及。而随着免疫抑制研究的突破和进步,来源于尸体器官的移植难题被不断攻克,尸体器官移植得到了迅速发展。至 20 世纪后期,全球尸体器官移植的数量已远远超过活体器官移植。

很多疾病一旦发展到器官衰竭的终末期,就意味着患者进入了一个死亡等待期。但是器官移植技术的日趋成熟,让这些患者重拾延续生命的希望,越来越多的患者加入等待器官移植手术的队伍。随着器官移植数量的不断上升,公民逝世后器官捐献的速度开始跟不上器官需求增长的节奏,器官来源短缺问题逐渐成为器官移植发展的最大瓶颈。于是一些国家又将目光转到了活体器官移植,通过逐步放宽对活体器官移植的限制,希望活体器官捐献的数量可以弥补一部分短缺的器官来源。活体器官移植由此迎来了数量的攀升。据统计,2001 年,美国的活体肾移植数量开始超过尸体肾移植②。目前,日本已有 80% 以上的移植器官来源于活体供者,欧洲的活体器官来源也已超过半数。

一方面,活体器官可以作为尸体器官的有效补充,同时活体器官具有器官质量好、排异反应发生率低、受者存活率高等优点。但另一方面,活体器官移植也存在对供者产生无法避免的身体伤害的伦理问题。更为严重的是,由于一些国家和地区允许非亲属间捐献活体器官,而且又缺乏法律、制度的监管和约束,造成隐匿在自愿捐献名义下的活体器官买卖甚至从不发达国家和地区的贫困人群中攫取器官的不道德事件时有耳闻。比如曾被媒体报道的尼泊尔首都加德满都附近的"卖肾村"③,在这些贫困山村里,很多人依靠卖肾赚钱,甚至出现了一个村里几乎人人都只有一个肾,而这些贫民一般都是通过"器官经纪人"进行器官交易。有研究显示,在菲律宾的大马尼拉和邻近的卡拉巴尔松地区的一些贫困区、镇中,很多农民、体力劳动者和失业者通过卖肾获取收入④,这些交易往往通过一些个体的中间商或者有组织的机构进行操作。因此近年来,全球很多国家开始加大对活体器官移植的监管力度,比如新加坡在 2004 年通过了《人体器官移植法案》修正案,专门增

① 1994 年,台湾地区高雄长庚纪念医院的陈肇隆完成了首例儿童活体肝移植。1995 年,江苏省人民医院的王学浩完成了中国大陆的第一例活体肝移植手术。
② 2001 年,美国活体器官捐献数量首次超过尸体器官捐献数量,活体器官捐献的主体是肾脏,占比超过 90%。
③ 尼泊尔加德满都附近卡夫雷区(Kavre District)一个叫霍克斯(Hokse)的村庄曾因存在大量村民卖肾的遭遇而被媒体关注并报道。
④ 菲律宾大马尼拉(Metro Manila)和卡拉巴尔松地区(Calabarzon Region)的肾脏交易曾屡受关注。

加了有关活体器官捐献的条款;巴基斯坦在 2007 年立法禁止器官买卖。与此同时,学术界也对活体器官移植尤其是活体器官的获取提出种种质疑并展开争论。

二、活体器官移植在我国的现状

(一) 严格的法律规定和政策监管

鉴于活体器官移植在伦理问题上的争议,我国无论从法律层面还是政策监管层面,对这项技术均保持审慎的态度。

《人体器官移植条例》对活体器官的捐献人进行了明确规定:"任何组织或者个人不得摘取未满 18 周岁公民的活体器官用于移植",以及"活体器官的接受人限于活体器官捐献人的配偶、直系血亲或者三代以内旁系血亲,或者有证据证明与活体器官捐献人存在因帮扶等形成亲情关系的人员。"《人体器官移植条例》还明确了活体器官移植相关法律责任的追究。例如对于"未经公民本人同意摘取其活体器官的",或"摘取未满 18 周岁公民的活体器官的",明令依法追究刑事责任;对于"摘取活体器官前未依照规定履行说明、查验、确认义务"的医务人员,将依法予以处分,包括暂停执业活动,吊销执业证书。

为进一步保障活体器官移植的规范操作,卫生部又于 2009 年出台了《关于规范活体器官移植的若干规定》,对活体器官捐献人与接受人的关系进行了更为详细的阐述和限定,规定配偶"仅限于结婚 3 年以上或者婚后已育有子女",因帮扶等形成亲情关系"仅限于养父母和养子女、继父母与继子女之间的关系";同时对活体器官移植的伦理审查提出了更为严格的要求,指出"伦理委员会在收到摘取活体器官审查申请后,应当召集由伦理委员会全体成员参加的专门会议",并且"在全体委员一致同意并签名确认后,伦理委员会方可出具同意摘取活体器官的书面意见"。

(二) 移植数量占比较低

在严格的监管以及审慎的态度下,目前我国活体器官移植的数量远低于尸体器官移植。《中国器官移植发展报告(2019)》的数据显示,2019 年全国共实施肾脏移植 12 124 例,其中活体肾脏移植仅为 1 735 例,占比不到 14.3%;同年,全国共实施肝脏移植手术 6 170 例,其中活体肝脏移植 838 例,占比 13.6%。2020 年,活体肾脏移植数量占比与 2019 年基本持平,约为 14%。可见,我国目前仍是以公民逝世后捐献器官作为移植器官的主要来源。并且从宣传和推广的角度来看,公民逝世后捐献器官得到了国家的大力提倡和鼓励,数量也在逐年攀升,而活体器官移植除医疗机构在开展临床工作时会进行一定的宣传或教育外,社会报道可谓凤毛麟角。活体器官移植总量少、占比低、宣传弱,但是质量却明显高于尸体器官。根据 2023 年广东省器官捐献与移植大会的报道,2015—2020 年我国公民逝世后器官捐献肝移植受者术后 1 年、3 年的累计生存率分别为 83.6%、74.9%,而活体肝移植受者术后 1 年、3 年累计生存率分别为 91.8%、88.7%,均明显高于前者。

不可否认的是,在公民逝世后捐献器官数量无法满足大量等待移植的患者的需求,而其他替代方法(如异种器官、人工器官)又因为安全性、伦理性存疑,尚不能在临床大规模开展的情况下,活体器官作为移植器官的来源之一,利用其开展移植手术的事实仍将持续存在。在我国现有法律的有效约束下,虽然还存在很多伦理难题尤其是对供受双方的伦理保护问题有待解决,但随着公众关注度的提高和相关伦理研究的深入,活体器官移植的伦理思辨会越来越清晰,供者和受者的安全和权益也将得到越来越充分的保障。

(江一峰)

第二章
活体器官移植的伦理原则和挑战

一、活体器官移植的伦理原则

（一）自愿和无偿原则

自愿和无偿是活体器官捐献和移植最基本的原则。我国通过《人体器官移植条例》把自愿无偿作为器官捐献的法定原则，其第七条表述为"人体器官捐献应当遵循自愿、无偿的原则。"而对于违背自愿无偿原则的活体器官捐献和移植则视为犯罪行为，我国《刑法》规定"未经本人同意摘取其器官"，"或者强迫、欺骗他人捐献器官的"将依照"故意杀人罪"和"故意伤害罪"的规定进行定罪处罚。

对人的尊重是被社会普遍接受的伦理道德基本准则之一。自愿原则即体现了对人的尊重，其核心是对人的自主权的尊重。自主权是个人对自己的事或物所具有的自行支配的权力，不受外人的干涉和影响。"自己的事或物"和"自行支配"是构成自主权的两个要素，即归属权和支配权。无论是器官这一具象的物，还是捐献器官这一抽象的事，其归属权均为器官所有者本人拥有，在器官所有者生命存续、意识完整的状态下，任何外人不得干涉其归属权。但是器官作为一种特殊的物，捐献器官作为一件特殊的事，其自行支配的权利是受到一定限制的，这是因为人类共同的伦理道德并不认同个人可以随意破坏、损毁、处置自己的器官。因此，人体器官的自主权是一种受限的权利，其受限主要体现在不得随意地自行支配，而这恰恰与我国活体器官捐献和移植的伦理及法律要求相一致，即个体不被允许随意将自己的活体器官捐献给任意对象，其捐献的对象只能是符合亲情互助要件的特定的人。由此可见，捐献活体器官的自主权指的是个体对自己的器官拥有同意捐献和不同意捐献的权力，其中不同意捐献具有无限制的自主，而同意捐献则是限制对象范围的自主。

无偿是指不需代价,无须报酬。无偿中的"偿"即有主动要求的,又有被动给予的。活体器官捐献中"无偿"应是对主动之"偿"和被动之"偿"的同时否定,即捐献活体器官既不能主动要求得到报酬,也不能被动接受给付的代价。主动之"偿"体现为器官买卖,无偿原则要求禁止器官买卖和器官商业化。目前除极个别国家外,禁止买卖人体器官早已得到全球各种组织、各个国家的支持,并通过立法进行严格规范。我国《人体器官移植条例》明令禁止器官买卖:"任何组织或者个人不得以任何形式买卖人体器官,不得从事与买卖人体器官有关的活动。"我国《刑法》将组织买卖器官定为犯罪行为,第二百三十四条之一即为"组织出卖人体器官罪"。器官买卖和器官商业化会带来一系列的道德、法制和社会问题,祸害无穷。被动之"偿"则体现为补偿和激励,无偿原则反对为活体器官供者提供经济

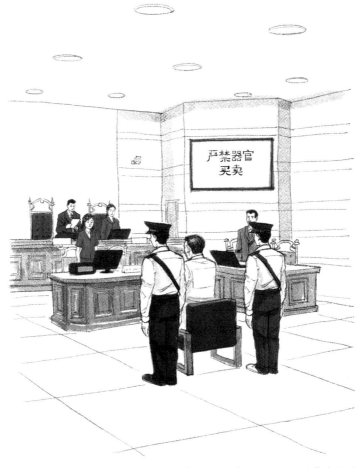

任何组织或者个人不得以任何形式买卖人体器官,不得从事与买卖人体器官有关的活动。自愿无偿是器官捐献的基本原则,人体器官不能作为商品进行交易,买卖人体器官必将受到法律的制裁。

或变相的经济补偿和激励。尽管有观点支持给活体器官供者提供合理的补偿，但是这一观点与无偿原则并不冲突。此观点中的合理补偿并非用以交换捐献器官的报酬，而是为了弥补供者因捐献器官而产生的医疗负担以及时间和劳动上的损失，而无偿原则强调的同样是器官本身不得有"偿"。至于这种无偿原则下的合理补偿利弊如何，可以进一步探讨。

（二）知情同意原则

知情同意是对患者在医疗活动中的自主权的尊重，包括尊重并维护患者的知情权、选择权和同意权。活体器官移植的知情同意是供受双方知晓、理解并自主决定、同意接受移植诊疗方案的具体体现，更是供者表达捐献意愿的重要媒介。知情同意常被理解为一次承诺、一份文件，或一个时间节点，被认为只要获取了患者的知情同意，医生的告知、解释、赋予患者选择权、遵从患者决定权的义务便随之结束。这种理解是片面的、错误的。知情同意应是医方与患方在医疗活动全过程中进行信息交换的过程，它可以表现为移植前的宣传、释疑，移植时的告知、决策，以及移植后的教育、沟通。知情同意的过程包含了 3 个要素：信息、理解和自愿。信息是知情同意的基础，要求包括与活体器官移植相关的各项内容，例如移植技术、移植方案、风险获益、责任义务、隐私保护、经济负担等；理解是知情同意的关键，不能被正确理解的信息是无效的，因此要求使用通俗易懂的语言，以及符合患者接受能力的交流和沟通；自愿是知情同意的根本，体现了患者的自主权和决定权，因此要求知情同意的过程中不能对患者造成额外的压力和影响。

在活体器官移植的知情同意全过程中，患者签署知情同意文件是其中的核心环节，医师必须充分履行告知义务，正确获取同意文件。首先，在摘取活体器官前，应重点告知供受双方如下内容：活体器官移植是否是治疗疾病的唯一选择，是否有其他可替代的治疗方法，是否还有获得其他来源器官的机会；供者接受器官摘取手术可能产生的各种风险，以及对就业、保险、家庭和社会适应性等可能产生的影响；受者接受器官移植手术可能出现的感染、排异反应、移植器官无功能，甚至死亡等风险。告知内容均应留存书面文件资料和交流沟通记录。其次，供受双方接受活体器官移植必须自主决定，自愿同意。供者应处于完全自主的状态，在无欺骗、无诱惑、无压力、无干扰的情况下做出决定，所有相关的近亲属、医师和受者均不得以任何理由施压或胁迫；捐献意愿和知情同意的书面文件必须由供者亲自签署，其他任何人代为做出的决定、签署的文件均属无效；提醒并协助供者避免因冲动或迫于经济、家庭、道义等各种压力而做出决定；受者接受器官同意需要自主决定，对于受者因各种原因不愿接受器官的意愿应予尊重。第三，供受双方在捐献和移植手术实施前,可随时反悔并撤销已签署的捐献意愿和知情同意书面文件。医师和伦理委员会应告知供受双方拥有可随时撤销知情同意的权利;当供受双方尤其是供者撤销知情同意时,其决定必须得到充分的尊重,不得有任何劝解或阻碍的行为。

(三) 有益原则

医疗行为中的有益往往是相对的有益,就是在承担一定风险的情况下获得医疗行为带来的益处。例如药物治疗,在获得药物有效性收益的同时,需要承担药物安全性的风险;再如手术治疗,在获得手术治疗效果的同时,负担了手术的造成的创伤,即使是微创手术,创伤本身也是客观存在的。医学中的有益原则是风险和获益并存,但要求确保获益大于风险。有些医疗行为虽然风险很小,但如果不能给患者带来直接或间接的益处,这些医疗行为将不能被接受和允许;反之,有些医疗行为尽管风险较大,但如果能使患者显著获益,例如挽救危急的生命,提供更长的生存期,明显提升生活质量等,那么在做好风险管控的前提下,这些医疗行为可以被接受并实施。

活体器官移植是将一个或部分器官从健康人体内取出,移植到患者体内,以挽救患者生命的医疗行为。很明显,这一行为对供者存在伤害,供者将面对巨大的、长期的风险,但却能同时使受者明显获益。由于活体器官移植会对供者造成不可避免的伤害,因此争议巨大。要在争议下得到伦理辩护,正确掌握有益原则显得尤为重要。活体器官移植的有益原则首先须判定风险存在是否可以被接受。活体器官移植作为拯救患者生命最后的手段,必须是不得已而为之的事,只有在其他治疗方法已无法挽回患者生命,需要采用器官移植技术,而尸体器官又无法在短时间内等到的情况下,使用活体器官才可以被接受。其次,应评估活体器官移植带来的获益有多少。获益一般包括直接获益和间接获益:直接获益即受者接受器官后获得的生命的延续,其中既有患者所享受的生活质量,也有从事一定工作带来的各种社会经济回报;间接获益主要指受者以外的获益,例如受者延长生命后其家庭的获益,获得活体器官后减少了对尸体器官的需求而使其他器官等待者得到的益处,等等。活体器官移植的间接获益虽然也是客观存在的,但是只有直接获益才是供者愿意负担风险的根本目的,因此评估获益应只考虑直接获益而不考虑间接获益。第三,应评估活体器官移植的潜在风险以及针对风险的管控。潜在风险来自供者和受者两方面,既有供者失去器官产生的各种风险,又有受者接受手术以及接受异体器官而面临的风险;风险管控则包括了各种医疗方案和处置预案是否合理、妥当。最后是综合判断风险和获益比。须掌握获益已经做了最大化处置,风险已经做了最小化处置,同时获益必须大于风险的基本评价标准。

（四）审慎原则

器官移植是器官终末病变采取的最终治疗手段,手术技术较为复杂、难度较高,而活体器官移植还涉及从捐献人摘取器官和为接受人移植器官两次手术,在这个过程中,接受人会面临感染、免疫排异反应甚至移植器官功能衰竭等各种风险,而捐献人则需要接受身体创伤、失去部分器官功能的结果。因此活体器官移植的每一个环节,无论是医疗决策还是伦理决定,均应遵守审慎原则,从减少伤害、尊重生命等医学伦理的基本出发点进行谨慎考量、严格把关,才能尽最大可能维护供受双方的生命健康,实现人体器官移植的伦理意义。

审慎在医学伦理学中的含义为周密谨慎,在器官移植活动中,审慎既是医疗、伦理从业者内心信念和良心的具体表现,又是对患者和社会的义务感、责任感和同情感的总体表现。践行审慎原则分为两个层面:在思想上,要严谨、细致地对待客观事物,要平等地对待患者,慎重、严谨地处理技术与伦理层面的问题,要避免主观上的武断和轻率;在行动上,由于人体器官移植技术本身的复杂性,无论对操作环境还是实施过程均有严格的要求,术前、术中、术后的任何疏忽都有可能伤及供者或受者的生命安全,因此要在器官移植活动全流程、全周期中时刻警惕可能存在的风险,及时处置,积极应对。

活体器官移植过程中的审慎原则要求权衡利弊,审慎地评估风险,将供受双方的风险和获益比控制在合理的范围内,尽可能增加获益,降低潜在的风险,并对可能的风险进行严格管控;要求重视细节,审慎地进行沟通,充分告知供受双方关于手术方案、预后随访、潜在风险、经济负担等在内的各种信息,尤其是摘取器官对供者的伤害,并给予供受双方充分思考的机会;要求谨慎操作,审慎地开展执业行为,包括医务人员注重术前评估、术中操作和术后随访,伦理相关人员注重身份核查、意愿评估和伦理决策。

二、活体器官移植的伦理挑战

虽然活体器官的质量优于逝世后捐献器官,移植活体器官具有患者手术失败率低、存活率高、术后出现的排异反应小、存活时间长等优势,但是活体器官移植产生的伦理争议也是客观存在的事实。目前移植器官的供远小于求,在器官供需关系严重失衡的情况下,鼓励活体器官捐献是否能得到伦理辩护?捐献活体器官是否会存在来自家庭的压力?如何有效防范活体器官商业化?种种疑问,让活体器官移植长期面临伦理困境。

（一）捐献器官对个体的伤害

托马斯·厄尔·斯塔兹曾说过："在医学高度发达的今天，器官移植作为一项挽救终末期病患生命的技术已得到人们广泛认同，它使患者摆脱死亡的阴影，让他们的生命得以延续"。在现实生活中，"母亲割肝救子""妻子捐肾救夫"……亲属之间的活体器官移植也经常会被媒体作为大爱之举广泛报道。但是人们在称赞活体器官移植拯救生命的同时，往往忽略了很重要的一点：活体器官移植技术虽然在延长器官衰竭患者生命、提高生命质量等方面起着积极作用，但捐献活体器官对于供者而言无疑是一种伤害，那些原本健康的器官捐献者需要直面器官移植手术的风险，术后还要接受和适应自身器官摘除后身体出现的不适和后期对健康的影响，这些都是原本不存在于他们生活中的伤害。可以说，活体器官移植是以牺牲一个个体利益的方式来拯救另一个个体，而这显然是对医学伦理学中"有益原则"的巨大挑战。

1. 赞成者的理由

目前器官移植面临的主要问题仍然是等待移植的患者数量逐年增长，而可供移植的器官数量远远不足，越来越多的患者在等待移植手术期间因病情恶化而死亡。由于公民逝世后捐献器官的数量有限，活体器官可在一定程度上缓冲供需矛盾，解决部分移植器官来源问题。此外，由于尸体器官的缺乏，大多数在器官分配等待名单上排序并不靠前的患者都需要长时间的排队，而活体器官移植的另一个优势，就是可以大大缩短受者的等待时间，这对患者而言是极为有益的。从社会和经济效益的角度来看，相较于尸体器官，活体器官移植也是具有优势的。活体器官大部分来源于亲属，直接医疗费用方面除了手术本身的费用外不会产生其他费用；而亲属间的器官捐献和移植由于其血缘关系使受者出现的排异反应较轻，因此可以使用更少的排异药物，术后长期药物治疗的相关经济负担也会较轻。

不可否认的是，活体器官捐献者需要承担器官捐献相关的风险，但风险程度并不是很高，一般不会危及生命，大部分的风险是手术创伤、手术并发症、因移植而导致器官功能存量的丧失以及防御病症能力降低易导致相应器官衰竭。相较于受者的巨大获益，这些潜在的风险相对较小，供者和受者的总体风险和获益比的评估应是获益大于风险的。而且我国的活体器官移植只能发生在家庭成员之间（三代以内旁系血亲可视为一个大家庭成员之间），由于自古以来中国传统文化重视家庭主义的观念，强调家庭内部和谐一致，鼓励家庭成员间相互支持和依靠，活体器官移植正是这种家庭内部互助互利价值观的良好体现。

2. 反对者的理由

2006 年在北京举行的第八届世界生命伦理学大会上，《反对活体器官移植的伦理论证》的报告引起了讨论。从器官捐献者的角度而言，捐献活体器官对于他们，除了获得别人的称赞和尊敬外，并没有任何益处。在这种情况下，不能用受者能获得的较大益处与供者相对小的风险来作比较，并以此为活体器官移植进行辩护。

的确，从风险大小的考量点出发，供者面临的风险程度并不是不可接受的。但是如果只评估供者个体的风险和获益比，显然风险远大于获益。而且一旦风险事件发生，对于供者来说伤害是百分之百的。有文献报道，活体器官供者同样有一定死亡率，活体供肾围手术期死亡率约为 0.03%，供肝者术后死亡率约为 0.2%～0.4%。另据文献报道，有一定比例的活体器官供者会在捐献器官的围手术期或远期出现手术并发症，包括伤口感染、脏器损伤等，严重的并发症会极大影响供者此后的生活质量和社会活动。当风险和获益的评估不是针对同一人群，却又要以此证明让某一特定人群接受风险的合理性，这是站不住脚的。从这个意义上说，以风险和获益比来证明活体器官移植符合伦理道德是无法得到辩护的。更何况一旦移植手术不成功，受者和供者所面临的风险和伤害将是加倍的，而总体利益却为零。有学者这样认为：从某种程度上说，鼓励活体器官移植，并以活体器官来弥补器官供应的不足，是现行器官移植伦理框架失败的标志。因此，仍需要通过发掘公民逝世后器官捐献的潜力来推动器官移植事业的发展。

3. 谨慎支持的观点

赞成和反对的观点似乎都有充分的伦理依据，而一些谨慎支持的观点则代表了基于现实考量的相对理性和客观的立场。

首先需要明确的是，活体器官移植并不是尸体器官移植的取代方法，而应是一种补充，即在无法获得尸体器官的情况下才能实施。因此，尽管活体器官移植的确能部分缓解移植器官紧缺的现状，但还是要慎之又慎，无论是医务人员还是伦理委员会，都应更加重视供者的利益。一些国内知名器官移植专家认为，活体器官移植和尸体器官移植是两种完全不同的手术，对于医生而言，活体器官移植手术只能成功不能失败，这就要求开展活体器官移植前必须完成充分的技术准备和严格的伦理审查，要让供者、受者和医生都做好充足的准备。

很多学者从实际角度出发，认为活体器官移植是现实状况下一种不得已而为之的补充措施，与其过度争论供者受到的绝对伤害和不公平的结果，不如耐心讨论如何才能尽可能减少这种伤害，弱化这种结果。提出合理的建议和有效的措施要比陷于争论更有意义。例如，活体器官移植应建立一个评判标准，对供者的伤害降低到什么程度时，才能够满足

"两害相权取其轻"的普遍认同,使活体器官移植的风险处于可接受的范围。目前的研究结果表明,在保障供受双方充分知情同意的前提下,一个可以被普遍接受的标准是:手术对受者有良好的效果,并且对供者的基本生活质量和工作不产生影响。还有,捐献活体器官必须出自供者的主观意愿,不应受到各种额外的压力和外部的影响,而伦理审查是保障供者绝对自主权的唯一途径。目前已有伦理委员会着手研究如何改进审查方式,通过更全面的沟通和综合性的评估,来充分辨别供者的真实意愿。再次,从国家整体医疗资源的角度看,亲属间活体器官移植节省了很多医疗资源,器官捐献者对此是有贡献的。已有专家建议,国家应为供者的健康负担更多的费用,可以建立专项基金,为供者日后罹患与捐献相关疾病时提供医疗和生活上的保障。

(二) 家庭利益与个体利益

与逝世后捐献器官受家庭影响而阻碍捐献相反的是,在活体器官移植中,一些个体在面对某位家庭成员亟需亲人捐献器官延长生命的时候,可能会受到家庭中亲属互相扶助观念的影响而做出与自身意愿相悖的选择。有研究统计了某器官移植中心数年间活体器官移植的案例和数据,发现供者和受者在年龄和性别上存在显著的差异,供者的平均年龄明显大于受者,供者中女性的比例明显大于受者。也就是说,活体器官移植存在家庭中相对弱势的个体向强势个体提供器官趋向。这种弱势和强势指的是个体在家庭中的地位、经济状况以及未来预期。虽然从我国传统的家庭主义伦理观点上来看,这种趋向符合家庭整体利益高于个体利益的价值取向,但是对于供者而言,其个人意愿很容易在这种环境中受到来自家庭的额外压力或影响,并由此造成个体利益的损害。

虽然从总体而言,家庭成员的利益是趋于一致的,他们愿意彼此帮助,甚至为其他个体牺牲自己的利益,但是同一个家庭中不同个体对未来的期望可能是不一致的,对自身利益的认识可能也存在着差异,尤其当子女成家后,各自的价值会出现越来越不一致的趋向。因此,不能简单地认为选择个体利益服从于家庭利益是正确的。在活体器官移植中,应尊重家庭中个体利益的独立性和完整性,这是保护供者权益的最基本要求,也是伦理审查时必须要坚持的原则。

对供者本人而言,应重视家庭利益,还是关注个体利益,这是一个两难选择。自我保护是人的本能,有些供者出于完全的利他性和对于家庭成员的无私奉献而自愿捐献器官,这当然无可厚非,但不可否认的是,还有一些供者会因为感受到压力而冲破自我保护的防御,在内心并不情愿的情况下做出愿意捐献器官的决定。这种压力既有可能来自家庭中的其他成员,无论是有形还是无形的,也有可能来自供者自我。有学者曾指出,对活体器官捐献这样一个理想的道德行为过度渲染,会在不自觉中把这种理想的道德行为变成义务的道德行为,从而迫使有些个体接受这样一个观念——如果你没有把你的器官捐献出来(给你的亲属),那你可能就是不道德的,这时某种压力就会以微妙的形式发生而影响到捐献的自愿性。不让供者过度负担这些压力是伦理保护供者个体利益的关键,但如何发现并辨别这些压力却困难重重。一方面,供者一般不会自动表现出受到压力的影响,另一方面,这些压力往往也不存在很清晰的边界,即无法明确到底有多少来自家庭,又有多少来自自我。因此,意图通过伦理的辨析去帮助供者将个体利益从家庭利益中完全剥离,似乎并不现实。

既要尊重家庭中个体利益的独立性和完整性,又难以将个体利益从家庭利益中完全剥离,这是活体器官移植伦理思辨中的一个困境,而这个困境又将引发活体器官移植伦理实践过程中如何评估供者真实意愿从而保护供者个体利益的难题。

(三) 防范器官买卖和器官商业化

器官买卖和器官商业化与自愿、无偿的活体器官捐献基本原则背道而驰,是对活体器官移植最严峻的伦理挑战。首先,器官买卖具有明显的反伦理性,是对社会最基本的伦理道德观念的伤害。它将经济收益与健康损害相关联,通过直接出卖身体健康交换报酬,违背了普适的社会道德准则。其次,器官买卖挑战了人的尊严和平等。人体器官不同于日常生活中可交易的商品,买卖器官是对人格权的损害,同时会因为不同经济基础产生的行为差异而造成生命不等价的结果。第三,器官买卖严重背离了国家义务。社会中难免会存在贫困人口,为他们提供人赖以生存的基本生活保障,是一个健康国家的责任和义务,器官买卖以出卖人的器官换取经济报酬的方式替代国家基本义务,是对国家义务的背离。最后,器官买卖容易滋生犯罪。人体器官的稀缺会促使器官买卖产生高额利润,而高额利润往往会诱发各种犯罪行为的产生,例如为了获取器官而发生的诱骗、欺诈、强行掠夺。因此,器官买卖和器官商业化必须被禁止。

然而在现实生活中,违背自愿、无偿原则,买卖或变相买卖人体器官的现象依然存在。曾有"外甥给舅舅""侄子给姊姊"等活体器官捐献中假冒亲属关系的案例,申请者提供的文件资料在形式上、内容上是完整的,但这些文件资料本身是虚假的、伪造的。如果医院伦理委员会不对证件和证明材料的内容以及申请者关系的真实性进行多角度深入调查,很容易被蒙混过关。为了杜绝活体器官移植手术中出现"假冒近亲属"等违规情况,有些医院甚至制定规则:在医院内实施任何一台活体器官移植手术,患者和器官捐献人必须做遗传学鉴定,以证明双方的血亲关系后才能实施手术。为了防止器官买卖,无奈增加了患者的等待时间和经济支出,这是器官买卖对合法的直系或旁系血亲的伤害。

非血亲关系的活体器官捐献同样存在器官买卖的风险。我国《人体器官移植条例》曾经规定配偶之间可以捐献活体器官,这一规定的本意是认可夫妻之间的相互扶助,是向善的,但却被某些不法分子利用:通过法律认可的婚姻关系的缔结获得器官捐献的许可,然后以配偶的名义进行器官捐献与移植,当移植完成后再实施离婚行为,并通过合法的婚姻财产分配实现双方经济利益的转移。这种器官买卖的行径玷污了器官移植管理向善的本意。而后颁布的《关于规范活体器官移植的若干规定》尽管弥补了这个漏洞,要求配偶必须结婚满 3 年或育有子女,但却在防止器官买卖的同时,伤害了那些不满足此条件但却是真实婚姻关系的配偶。这是器官买卖对真正合法夫妻之间实现互助愿望和行为的伤害。

越为严格的法律和规则无疑越有利于防范器官买卖和器官商业化,但也越容易伤害某些真正需要活体器官移植的患者的利益。为了防范器官买卖和器官商业化而不得不牺牲部分人的实际利益,这是法律和规则的无奈。如何在不减轻防范效力的前提下尽可能减少这种"误伤",这是给器官移植伦理治理提出的又一个问题。

(四) 器官捐献和移植后的心理问题

接受器官移植手术后,受者可能会出现一系列心理问题,主要原因是移植器官在体内的功能状况,例如排异反应或其他并发症会影响移植后患者的心理和精神状态,而长期使用免疫抑制剂也是造成受者心理问题的可能因素之一。还有调查显示,进行活体器官移植手术后,供者出现不满情绪和心理问题的概率同样很大,这可能和多种原因有关,例如捐献器官后出现不适应自己缺少器官的感觉,或者由于亲属更关注受者的健康状况而产生的落差感。

活体器官移植的供受双方在术后可能会出现的心理障碍表现包括了忧郁、焦虑、器质性脑综合征表现和物质滥用等。例如对出现的术后并发症表示担忧,对医嘱的顺从性降低,出现恶心、呼吸急促、胸闷、出冷汗、心悸等自主神经亢进症状,对生活规律和饮食习惯产生任意放纵,注意力不集中,出现意识或知觉障碍,等等。国外甚至有过报道,有活体器官供者在手术后频繁做噩梦,由于心理难以承受各种压力而最终导致自杀。这些心理问题的严重程度及其不良后果并不亚于手术造成的躯体伤害以及术后各种身体上的并发症,需要得到医务人员和亲属的重视。

但是相对于器官移植手术前后对供受双方生理指标的重视,心理问题常常容易被忽视。术前缺乏供受双方的精神状态评估,术后忽视供受双方出现的精神症状,缺乏针对性的心理门诊随访,发现精神和心理问题后没有有效的干预手段和措施,这些可以说是很多开展器官移植技术的医疗机构中存在的普遍现象。心理问题被忽视所带来的后果与未做好移植术后患者生理指标的随访和管理是一样的,精神和心理问题造成的伤害同样属于移植术后的严重并发症。

从只关注移植手术本身的效果,到关注术后长期医疗处置,再到重视移植术前术后的心理问题,这可以说是器官移植综合质量提升的 3 个阶段。如何做好供受双方器官捐献和移植后心理问题的相关处置,例如设立专门的心理门诊提供长期跟踪随访和心理支持,或者开展由精神科医师、心理学专家和移植医师组成的多学科综合诊治,还有很多工作需要探索和实践。

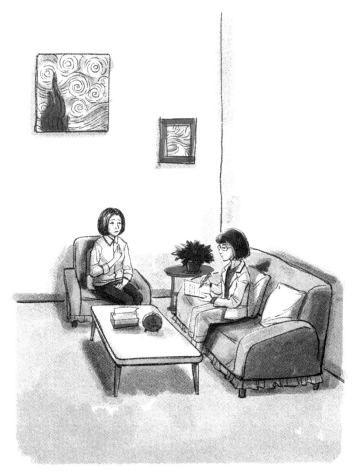

重视器官移植术前术后的心理问题,对供者和受者进行全面、长期的心理评估和干预,标志着器官移植综合质量的提升。

三、活体器官移植的伦理建设

一方面,活体器官移植存在诸多伦理挑战,其产生的伦理困境是客观存在的事实;另一方面,在目前公民逝世后捐献器官数量远不能满足器官移植需求的情况下,活体器官作为一种可用的器官来源,又可以挽救很多患者的生命。如何在困境与需求之间找到一种平衡,让活体器官移植能够避免伦理质疑,获得健康发展? 这就需要在现阶段加强活体器官移植的伦理建设。从一定意义上说,科学技术的进步与伦理学的发展本身就是一个"难题—解决—新难题—再解决"的循环往复、不断前进的过程,只有当伦理治理与时俱进,紧随科学技术的进步而发展,才能够推动新科技更好地服务于社会公众。

(一) 器官移植伦理委员会的建设

1. 建立伦理组织和运行体系

在活体器官移植活动中,器官移植伦理委员会作为保障供者和受者合法权益的组织机构,其作用至关重要。而要发挥伦理委员会的重要作用,则需要以建立完善的组织架构和规范的运行体系为基础,维护伦理委员会各项工作的有序、有效开展。从伦理委员会的隶属关系到行政架构,从保持工作独立性到获得必要的人员、场地和经费支持,都必须以主管机构正式文件的形式逐一明确。根据我国器官移植法律法规的要求,伦理委员会应组建一支具备不同专业背景、来自不同隶属单位、包含不同性别的委员队伍。中国人体器官捐献与移植委员会主任黄洁夫曾说:"伦理审查委员会的成员需要加入伦理学、财务、法律、社保等多领域专家,还有一些涉及卫生行政部门的社会团体。"诚如所言,伦理委员会的委员组成既要满足器官移植医学专业问题评估的需要,又要满足伦理问题辨析的需求,既可以从法律角度判断活体器官移植的可行性,又可以从患者角度评价活体器官捐献的合理性。除了专业背景和能力的要求,委员的态度同样至关重要,保障出席审查会议,认真审阅每一个案例,坚守保密原则,主动回避利益冲突,这些都是维持伦理委员会正常运行的必要条件。此外,伦理委员会应具备一支合格的工作人员队伍,包括充足的人力,以及足够的文件处理、档案管理、协调组织和沟通交流等能力。伦理委员会组建后,必须建立章程,制定制度。章程和制度应严格依照我国器官移植相关法律法规及所属医疗机构的规章和要求来制定,一方面要符合发展趋势,保障质量,另一方面也要贴合实际情况,保障效率。伦理委员会的成员应在章程和制度的规范下开展工作。在活体器官移植的伦理审查中,尤其应注意审查会议时的全体出席、充分讨论和独立表决,以及会议后的跟踪审查和档案保存。

2. 提高伦理审查质量

伦理委员会的审查在活体器官移植活动中承担了重要责任，其审查结果从表面上看是判定活体器官能否摘取，移植手术能否开展的决策依据，从实质上看则是活体器官捐献和移植是否合法合规，是否符合伦理道德原则的判定标准。因此，伦理委员会的审查能力和审查质量在某种程度上决定了我国活体器官移植的伦理道德水平，甚至决定了我国器官移植在国际医学界的声誉。提高伦理审查质量首先需要伦理委员会有良好的操作规则和流程。器官移植伦理委员会应在制定章程和制度的基础上，根据伦理委员会的一般运行规则和自身实践经验制定标准操作规程（Standard Operation Procedure，SOP），从委员的任命、培训到委员职责和工作要求，从审查申请的递交、接收到开展形式审查、组织会议审查、进行跟踪审查，从投票表决到结果传达、记录整理、资料存档，每一项操作流程都应有明确的工作内容和实施细节，以便伦理委员会的日常运行有章可循，操作一致。提高伦理审查质量还需要给伦理委员会成员提供良好的培训，以提升每一名成员的工作质量和工作水平。培训可以针对器官移植的各项法律、法规、政策，伦理原则、审查方式、审查技巧，以及案例分析和讨论等展开，以综合提升委员的伦理理论和实践水平，使委员能够以自身专业背景为基础，对每一个案例的器官捐献意愿和知情同意是否真实，器官摘取和移植方案是否适当，移植对供受双方的近期和远期影响是否被充分考虑等问题进行独立的判断并做出公正的评价。办公室工作人员或秘书则应熟悉委员会的日常运行，做好申请受理、会议组织、会议记录、档案保管等各项工作，协助委员进行资料核对，并能与医方和患方保持良好的沟通。

（二）医疗机构的移植伦理文化建设

1. 加强医师职业素养

在医疗活动中，医患双方往往处于不对称、不平等的地位，医师基于其医学专业知识以及对医疗信息和医疗资源的掌握，相对于患者而言处于"强势"地位。虽然现代医学发展要求医患平等，要求尊重患者的自主权、选择权、决定权，但医师在专业领域的先天性优势使得医方在医疗活动中更具有主导权。是否需要进行器官移植，是否有必要捐献活体器官，以及术后需要怎样治疗等问题在很大程度上取决于医师的解释和建议。因此，医务人员的职业素养，包括道德水平和医疗水平，将对患者在医疗活动中的安全和权益保障起到至关重要的作用。医疗机构需加强对医务人员职业素养的培养，医务人员也应强化自我修为和自我意识。在活体器官移植的医疗工作中，职业素养体现在：秉承"无伤害"原则对患者负责,不能为了医疗技术的进步和医院的发展,以牺牲患者的利益作为代价;恪守"生命价值"原则,全面告知患者捐献活体器官以及接受器官移植手术可能带来的利益和风险,权衡利弊,以做出最符合患者利益的医学决策。

2. 适当使用医学托辞

医学中有个术语叫"医学托辞",即当患者无真实意愿但又难以推脱时,医师通过医学借口加以拒绝,以此为患者掩饰。在活体器官捐献和移植中,由于供者和受者之间存在一定的亲情关系,受传统互帮互助的家庭伦理观念影响,当某位成员需要器官移植时,其他成员将认为或者被认为有责任和义务检查自身的器官,以确认是否具备可捐献的条件;而一旦满足捐献条件时,来自内在的道德压力和外在的情感压力,会驱使其按部就班地进入捐献程序,即使供者内心的真实想法是不愿意捐献。而医学托辞在活体器官捐献的同意权行使的过程中,可以有效地维护供者意愿并保护供者权益:当供者虽具备捐献条件,但实质上并无捐献真实意愿时,医师可通过医学托辞加以拒绝。托辞制度应要求医师履行相应的保密义务,以避免供者处于家庭的"道德舆论谴责",同时应保护医师的合法权益,即医师可以保留供者不愿意捐献器官的书面材料,即便受者或其亲属知道这一事实,医师不应承担法律责任。

3. 积极开展正向宣传

虽然近年来我国器官移植事业的发展态势总体向好,但该项工作的开展现状仍然严峻,体现在公众对器官移植政策不了解,对器官捐献分配认知不足,尤其是对活体器官移植存在认识的误区,常常片面化、极端化。例如有些人认为活体器官移植是不道德、不符合伦理的,是附带了金钱和权力交易的;也有些人认为他人的活体器官捐献完全是个人自主选择,无论基于什么样的目的,无论捐献给谁,都是合理的、可接受的。显然,这些误解不利于器官移植的健康发展。而要消弭误解,取得共识,最好是能够发动广泛的社会力量开展积极的宣传和教育。但是社会的力量是有限的,任何一件有意义的事情,不能因为其有意义就完全依赖于外部力量的协助而忽视内部力量的主导性和能动性。在活体器官移植的宣传方面,医疗机构及其医务人员有责任和义务通过自身的力量积极引导,充分利用自身专业资源和渠道开展科普宣教,提升科学认知,引导正向思考,提高公众关注,取得普遍认同。

（施敏、江一峰）

第三章
活体器官移植的伦理审查

活体器官移植中,移植的必要性、供受关系的合法性、知情同意的有效性和供者捐献意愿的真实性等问题将直接关系到活体器官捐献是否符合伦理道德要求,以及供受双方的安全和权益是否能得到有效保障,因此我国法律法规对于活体器官捐献和移植伦理审查的要求十分严格。在《人体器官移植条例》要求的基础上,《关于规范活体器官移植的若干规定》进一步对活体器官移植伦理审查的流程和内容提出了明确要求:器官移植伦理委员会必须"召集由伦理委员会全体成员参加的专门会议",并"在全体委员一致同意并签名确认后",方可同意摘取活体器官。

一、伦理审查的申请

当临床出现活体器官捐献并准备开展活体器官移植时,由移植科室医师填写伦理审查申请表,并和其他活体器官移植所需文件资料一起递交给器官移植伦理委员会,申请伦理审查。

《关于规范活体器官移植的若干规定》要求活体器官捐献人和接受人向医疗机构提供的材料包括捐献人及其近亲属的书面意愿、接受人的书面意愿、双方的身份证明文件和关系证明文件。具体到需要递交伦理委员会审查的文件资料,一般包括:① 供受双方及近亲属关系示意图;② 供者术前评估书;③ 供者活体器官移植捐献意愿书;④ 供者及其具有完全民事行为能力的配偶、父母、成年子女共同签署的无偿捐献器官知情同意书,且应保障在自愿情况下签署;⑤ 受者签署的接受供者捐献器官的知情同意书;⑥ 供者与受者的第二代居民身份证及查验记录;⑦ 供者近期免冠照与身份证复印件加盖骑缝章或签名的证明;⑧ 供者与受者的户口簿;⑨ 由户籍所在地公安机关出具的能反映供受双方亲属关系的户籍证明及查验记录；⑩ 其他情况,例如父母如果去世,需有当地公安机关或居委会出具的证明;配偶关系需有结婚证和已有生育子女的证明。

二、伦理审查方式

伦理委员会在收到审查申请后,由伦理办公室或秘书组进行形式审查,核对审查资料的完整性。如果资料完整,须召集委员开展会议审查。法规要求活体器官移植的伦理审查会议必须由全体委员参加并审议,委员不能缺席,否则会议无效。虽然活体器官移植的可等待时间相较公民逝世后捐献器官而言更长,但考虑到患者的疾病及其家庭的经济负担,从受理申请到召开伦理审查会议的时间不宜过长,一般应在5～10个工作日内安排会议并完成审查。活体器官移植对伦理审查会议的组织提出了较高的要求,在确保一定审查时效的情况下还须确保全体委员参加,这就要求委员会的组成兼顾审查能力和工作效率。因为活体器官移植需要审查各种证件以确认供受双方关系,所以不适合采用在线会议审查的方式。此外,考虑到活体器官移植审查的严谨性以及对表决程序的要求,不建议个别委员因特殊情况无法参加现场会议时通过如视频软件等方式在线参会。

活体器官移植伦理审查的结果须由委员在审查和讨论后以投票表决的形式决定。委员的审查意见可以为同意、补充资料后重审、不同意。根据法规,活体器官移植伦理审查的结果必须由全体委员一致同意并签名后方可生效。也就是说对于活体器官捐献和移植,伦理审查采用的是"一票否决制",须经所有委员全体出席、全体审议、全体同意并投票签名后才能最终出具"同意"的书面意见,只要有一名委员缺席或者不同意,活体器官的摘取和移植就不能实施。

三、伦理审查要点

活体器官移植伦理审查的主要内容包括:活体器官供者和受者所提供的材料是否真实、合法,双方关系是否合法;活体器官供者的捐献意愿是否真实;有无买卖或者变相买卖人体器官的情形;器官的配型和受者的适应证是否符合人体器官移植技术管理规范的有关要求;活体器官供者的身体和心理状况是否适宜捐献;摘取器官是否对供者健康产生影响,应确认捐献器官不会影响供者的正常生理功能。

根据活体器官移植的伦理原则,以保护供受双方尤其是供者权益,维护器官捐献和移植健康发展为目的,伦理委员会在审查时应重点评估以下 4 点:① 关系合法,应仔细查阅当事人提供的供者及受者双方身份证明材料,如身份证原件、户口簿原件、当地派出所及当地公证机构出具的亲属关系证明、婚姻子女证明等,确认其亲属或婚姻关系,必要时可通过向相关组织机构发函调查,甚至要求提供进一步的遗传学鉴定等措施,防止假冒亲属及器官买卖等问题;② 意愿真实,包括供者是否具有完全民事行为能力,供者及其亲属对捐献行为是否完全知情,受者对接受活体器官是否完全知情,供者和受者对移植手术、远期风险、术后需长期治疗以及可能需要负担的经济支出是否有充分了解,应仔细查阅供者本人签署的捐献意愿书面文件,供者及其父母、成年子女、配偶签署的知情同意书面文件,受者签署的知情同意书面文件;③ 禁止买卖,主要根据供受双方关系、经济条件、知情同意等情况判断是否存在器官买卖或变相买卖的风险;④ 保护患者,包括配型是否合适、供受双方有无手术禁忌证、术前检查是否完善、结果有无异常,供者是否有可能对其健康造成不利影响的潜在疾病,受者是否有移植后可能会发展或加重的其他疾病,摘取器官后对供者的工作和生活可能产生的影响等。

知情同意和捐献意愿是活体器官移植伦理审查的关键点,伦理委员会在审查相关书面文件的同时,还需对知情同意的过程和有效性,以及捐献意愿的真实性进行审查。审查知情同意的过程和评价知情同意的有效性,可采用"3W1H"原则,即通过询问或由医生提供获取知情同意时的相关信息,评估是否由合适的人(Who),在合适的时间(When)、合适地点(Where),通过合适的方式(How)向供受双方及其亲属进行了知情同意的告知及获取,以确保当事人是在了解完整信息、进行充分思考、未受不当引导的情况下签署的知情同意书面文件。审查捐献意愿的真实性,应充分评估供者对捐献行为的认知、供者的家庭经济情况与捐献行为的关系、供者的心理状况,以及供者是否受到外部压力影响。活体器官的捐献必须是供者本人在无任何压力及勉强状态下的真实意愿的表达,如果供者是受到家庭、经济或心理等任何压力而勉强同意时,应视为非自愿捐献。

四、审查结果传达

伦理委员会出具同意摘取活体器官的书面意见后,应及时将审查结果的书面文件传达给医疗机构,实际操作过程中一般会传达给移植科室负责该次移植手术的医务人员。医疗机构在获得书面意见后,须将各项材料上报给省级卫生健康管理部门进行审核,并根据回复意见开展后续工作。

五、伦理跟踪审查

对于活体器官移植的伦理跟踪审查,《关于规范活体器官移植的若干规定》提出了明确要求,负责活体器官移植的医务人员应在完成活体器官摘取和器官移植手术后72小时内,向伦理委员会提交手术报告,包括活体器官摘取和移植的简要过程、术中和术后是否发生不良事件或者并发症以及处理措施等。跟踪审查的目的是为了持续评估活体器官移植的质量和效果,监督术中、术后供者和受者的医疗安全和权益是否得到保障。对有需要进行定期随访检查的供者,伦理委员会还可以要求摘取其器官的移植医疗机构和医师提供医疗记录等资料。

六、审查资料保存

伦理委员会要对审查的相关文件和会议记录进行整理、保管和存档。存档文件包括移植科室向伦理委员会递交的审查书面申请、活体器官移植所需伦理审查的全部文件资料、伦理审查会议原始记录(可以包括会议音频、视频和照片等)、委员投票和签名记录、伦理审查结果的书面意见、器官移植手术报告和其他跟踪审查的文件资料等。资料保存应严格做好保密工作,并建立存档、索引、调阅、记录等工作规范和流程。

七、伦理审查的挑战

伦理委员会对于活体器官移植的伦理审查面临着巨大的挑战。这主要是由于伦理委员会作为带有学术性质的机构,不具备管理权和行政权,其常规审查流程,包括资料预审与会议审查,难以从真正意义上评价每例活体器官移植的"真实性"和"不可或缺性"。

首先是供受双方关系的真实性。无论是配偶关系、直系或旁系血亲关系,还是收养或过继关系,伦理委员会一般通过证件、证明文件等材料进行审查与核实。但是绝大多数伦理委员会往往不具备鉴别各类证件或证明文件真实性的能力。例如二代身份证,伦理委员会自身无法辨别其真伪,通常需要请当地公安部门协助,或由医疗机构专门申请购买专用阅读器进行核验。而户口簿、结婚证等证件由于不具备存储和处理芯片,更是难以查验真伪。此外,一些个人身份识别信息及其载体的频繁更改,例如姓名更改、住址更换、证件更新等,进一步加大了伦理委员会的审查难度。如果伦理委员会未能审查出供受双方的虚假关系,那么其后果将是不合法的活体器官移植,甚至可能涉及器官买卖的问题;如果伦理委员会因难以判定双方关系的真实性而不同意器官移植,又很有可能伤害真正符合法律要求的供受双方。

其次是供者捐献意愿的真实性。尽管递交给伦理委员会的活体器官移植案例中,供者均已签署了捐献意愿和知情同意文件,而对于这些文件的审查也似乎并不困难,只要验证其签名的真假即可,但是隐藏在书面文件之下的供者真实意愿的鉴别,却充满了挑战:供者是否受到来自受者或者家庭的额外的压力,供者是否存在经济上的难言之隐,供者是否真正认识到失去器官对其本人而言是没有任何直接获益的?这些问题很难通过供者的表象来判断,但恰恰是这些问题决定了一例活体器官的捐献是否出自供者的真心,而后者又是决定这例捐献是否真正符合伦理原则的最核心的标准。从法定的伦理审查流程来看,只要供者签署了捐献意愿和知情同意的书面文件,并在审查过程中并无反悔表现,伦理委员会的同意决定便无不妥。但需要思考的是,伦理审查的目的是什么,意义在哪里?是执行形式上的程序合法,还是真正保护供者让其能够完全自主地决定器官捐献与否?如果是让供者能自主决定,那么伦理委员会就需要在审查理念上有所突破,在审查方法上有所改进和创新。

八、解决方案——规范活体器官移植伦理审查流程

伦理委员会作为法律赋权的审查部门,其对于临床移植案例的伦理审查,成为决定每一例活体器官移植能否进入临床实施的核心环节。在当前一般性审查流程难以应对各项伦理审查挑战的情况下,应加强对活体器官移植伦理审查的研究,对现有伦理审查流程进行优化和再造,建立科学、完善、规范的活体器官移植医学伦理评价体系。

针对现有活体器官移植伦理审查在一定程度上的形式化,需要优化审查流程和模式,通过设置资料审查、书面评估和现场审查等多重场景,并采用主审制的方式,进一步强化伦理审查内涵与质量,以更好地落实供受双方身份核查,切实履行知情同意,有效评价供者意愿。以下就如何实施规范化的活体器官移植医学伦理评价体系展开阐述:

伦理委员会受理审查申请后,第一环节为资料审查。在伦理审查会议前,由伦理委员会指定1~2名委员作为主审委员,在伦理办公室或秘书组的协助下进行资料核对、电话核实和身份确认的工作。主审委员首先应逐一核对供者和受者的医学证明文件、供者及其亲属捐献器官意愿书、受者接受器官意愿书、供受双方身份证明和关系证明等资料,并确认无误。如果对书面资料存在疑问,可通过电话核实的方式进一步了解资料的真实性

和完整性,必要时甚至可以进行实地访查。通过身份证明文件和关系证明文件,主审委员应初步判断供受双方是否符合我国法律所规定的活体器官捐献人与接受人的关系范围。如果双方关系存疑又无法提供明确的证明文件时,在双方经济能力允许且完全自愿的情况下,可建议通过遗传学鉴定等技术辅助判断双方关系。此外,主审委员还需要对医生资质和医疗方案进行审查,除确认医生的执业地点和手术资质外,应充分审查医生近3年的医疗行为,以及本次移植手术的具体实施方案,包括术前医学评估、知情同意、手术操作和术后随访等内容。

完成资料审查后进入书面评估环节,包括心理评估和知情同意。心理评估的目的是为了检查供者的心理状况是否适合活体器官捐献,其在决定过程中是否受到过度的压力。心理评估可以通过问卷或访谈的形式进行,问卷可由伦理办公室或秘书组负责,如果需进一步访谈,则由主审委员主持,必要时可请心理学专业背景的委员或第三方独立顾问协助开展访谈工作。心理评估问卷可以由供者简况、对捐献器官的道德认知、对器官摘取的风险认知和捐献意愿初步评判等相关问题组成。知情同意由主审委员负责审查。首先审查知情同意要素是否完整,目的是让供受双方充分知晓活体器官移植的相关信息,包括患者基础信息、疾病情况、治疗方案、移植风险、移植获益、医疗费用、隐私保护、权利义务、摘取器官对供者的近远期影响、供者身体情况是否适合捐献等内容;其次审查对知情同意是否充分理解,包括知情同意书面文件的语言是否通俗易懂,供受双方是否有足够时间阅读,患方的疑问是否得到充分解释等。最后审查供者和受者是否完全自主决定,不存在任何形式的推定同意,以及供者是否是在无压力、无诱惑、无欺骗的情况下进行的自主决定。

如果通过资料审查和书面评估,主审委员对于供受双方移植过程中的权益和安全等问题仍有疑问,则进入现场评估阶段。现场评估可在伦理审查会议时开展,在主审委员汇报审查情况后,由伦理委员会全体委员根据主审情况,进一步对供受双方身份、知情同意的有效性和捐献意愿的真实性等内容进行审查。委员会可以再次确认供受双方的身份,包括审查双方关系的证据、评估供者是否具有完全民事行为能力等;基于知情同意的信息完整、理解无误和同意有效3个维度,对供受双方知情同意的有效性做出综合评估;必要时可邀请供受双方及其亲属参加会议并进行沟通,尤其应围绕供者是否存在过度压力等问题展开深入交流。

这一活体器官移植医学伦理评价体系通过多场景、多维度的审查与验证,有利于鉴别供受双方关系,辨别知情同意的有效性和捐献意愿的真实性。但是其实施的难点在于,相较于现有的一般审查流程,大大增加了伦理委员会和主审委员的工作量,并且升高的否决率——不同意的决定将可预见地增加——与移植科室甚至医疗机构的利益将产生巨大冲突。因此是否值得参考并实践，取决于管理者提升伦理审查和监管力度的决心，或者是需要一个合适的机会。

（江一峰）

第四章
案例与分析

一、轻度智力障碍者捐献活体器官引发讨论(案例 6)

【案例概要】

患者,男,28 岁,患慢性肾功能衰竭,依靠血液透析维持生命。据临床医师评估,该患者已符合肾移植的指征,需要进行肾移植手术。由于尸体肾源较少,在医师和患者及其亲属讨论后,准备进行活体肾移植手术。根据临床检查结果,患者的父母均不适合捐献肾脏,而且患者尚未结婚,也无法通过配偶进行肾脏捐献。患者有一个弟弟,25 岁,与患者系同父同母所生,愿意捐出一个肾脏,并填写了《活体器官移植捐献意愿书》,而后签署了《人体器官捐献知情同意书》。供者和受者属于直系血亲,符合活体器官捐献的法定关系要求。经医院检查,双方配型成功。但在对供者的临床检查过程中,医师发现作为供者的患者弟弟存在智力障碍。对于其能否捐献器官,医院请精神科医师参与了会诊。精神科医生诊断患者弟弟为轻度智力障碍,但对于其能否捐献器官并未给出明确意见。该例肾移植申请被提交至移植医院的器官移植伦理委员会进行审议。伦理委员会召开审查会议,有部分委员支持该例活体移植,也有部分委员持反对意见,双方分别阐述了观点。最后,根据活体器官移植伦理审查的相关规则进行投票表决,结果为不同意临床实施该例活体肾移植。

【案例分析】

(一) 支持者的观点及其现实意义

支持者认为,捐献者虽存在轻度智力障碍,但仍具有部分自主能力,在法律上可认为其具有部分民事行为能力。根据患者亲属的情况描述,一旦其父母过世,作为受者的哥哥是弟弟唯一的依靠,那么弟弟向哥哥捐肾有利于这个家庭成员日后的生活。因此,认为弟弟可以进行肾脏捐献。

《关于规范活体器官移植的若干规定》指出活体器官捐献人与接受人仅限于以下关系:① 配偶:仅限于结婚 3 年以上或者婚后已育有子女的;② 直系血亲或者三代以内旁系血亲;③ 因帮扶等形成亲情关系:仅限于养父母和养子女之间的关系、继父母与继子女之间的关系。本案例中,患者未婚,所以无法从配偶处得到肾源,而弟弟是患者的直系血亲,符合活体器官捐献供受双方关系的法定要求。

人体有两个肾脏,有一个即可维持正常生命,所以在器官移植发展至今日水平的情况下,亲属捐肾以挽救患者生命已切实可行。弟弟 25 岁,已达到法定可捐献活体器官的年龄,唯一的缺陷是患有轻度智力障碍。智力障碍可以界定为因大脑发育或损害导致的智力功能障碍,并有活动受限和参与局限。在我国不同行业与领域的残疾标准中,对智力障碍症状与分级的评定标准略有不同,但总体一致,一般认为轻度智力障碍者"无明显语言障碍;对周围环境有比较好的辨别能力,能比较恰当地与人交往。生活能自理,能做一般非技术性工作"。因此,支持者认为弟弟能够辨别自己捐献行为的意义以及对身体的伤害程度,而且其捐献行为对家庭改变困境而言将是积极的举措。

(二) 反对者的观点及其依据

反对者认为,弟弟有轻度智力障碍,属于弱势群体,尽管具有部分自主能力,但无法确认他本人对于捐献肾脏后产生的伤害能否进行正确理解,也很难判断他的捐献意愿是否完全出于自愿。

反对者的主要依据聚焦在弟弟患有轻度智力障碍这一事实,根据病史,其智力障碍的原因为大脑发育障碍,又名精神发育迟滞,是精神障碍的一种。我国法律规定,自然人的行为能力分 3 种情况:完全行为能力、限制行为能力、无行为能力,我国公民具有完全民事行为能力应当满足下列两个条件:18 周岁以上以及精神状况健康正常。弟弟作为智力障碍者,其精神状况显然不是"健康正常"的。因此,弟弟的行为能力应属于"限制行为能力"。《中华人民共和国民法典》第一千零六条的规定,完全民事行为能力人有权依法自主决定无偿捐献其人体细胞、人体组织、人体器官、遗体。《人体器官移植条例》规定:"捐献人体器官的公民应当具有完全民事行为能力。"弟弟不具备"完全行为能力",因此不能进行肾脏的捐献。

人体器官捐献应当遵循自愿、无偿的原则。如果不能明确无误地判断捐献人是否系自愿,应首先从保护捐献人角度出发,再继续等待系统分配可移植的肾脏。

(三) 临床操作流程是否规范的探讨

根据《关于规范活体器官移植的若干规定》,从事活体器官移植的移植医疗机构及其医务人员在摘取活体器官前,应当履行下列义务:① 查验活体器官捐献人与接受人提交的相关材料的真实性,并确认其关系是否符合规定;② 评估接受人是否有接受活体器官移植手术的必要性、适应证;③ 评估活体器官捐献人的健康状况是否适合捐献器官;④ 评估摘取器官可能对活体器官捐献人健康产生的影响,确认不会因捐献活体器官而损害捐献人正常的生理功能;⑤ 评估接受人因活体器官移植传播疾病的风险;⑥ 根据医学及伦理学原则需要进行的其他评估;⑦ 向移植医疗机构器官移植伦理委员会提出摘取活体器官申请。

从本案例看,捐献人与接受人在临床医师等指导下填写了《人体器官潜在捐献者登记表》和《人体器官捐献知情同意书》,双方关系符合规定,双方配型吻合,患者有接受移植肾手术的必要性和适应证,捐献人的身体指标满足活体器官捐献的医学要求。在"根据医学及伦理学原则需要进行的其他评估"中,当临床医师发现捐献人存在轻度智力障碍的可能后,邀请精神科医师会诊,证明临床医师并未出于实施移植手术的目的而故意忽视捐献人的异常状况,其处置是妥当的。

(四) 器官移植伦理委员会的审查内容和表决方式

根据《关于规范活体器官移植的若干规定》,移植医院器官移植伦理委员会要讨论以下 7 个方面的内容,并获得全体委员一致同意并签名确认后,器官移植伦理委员会方可出具同意摘取活体器官的书面意见。这 7 个方面概括起来分别是:① 活体器官捐献人和接受人按照本规定第三条要求提供的材料是否真实、合法,其关系是否符合本规定第二条要求;② 活体器官捐献人的捐献意愿是否真实;③ 有无买卖人体器官的情形;④ 器官的配型和接受人的适应证是否符合人体器官移植技术管理规范;⑤ 活体器官捐献人的身体和心理状况是否适宜捐献器官;⑥ 对本通知第四条第(四)项的评估是否全面、科学;⑦ 捐献是否符合医学和伦理学原则。

本案例中,器官移植伦理委员会讨论的焦点集中在"活体器官捐献人的捐献意愿是否真实"以及"活体器官捐献人的心理状况是否适宜捐献器官"这两点上。讨论中部分委员认为不能判断捐献人是否完全属于自愿,其心理状况是否适宜捐献器官也存疑,因此以其不具备完全民事行为能力,不应同意其捐献器官。根据活体器官移植的伦理审查要求,必须经全体委员一致同意后伦理委员会方可做出同意的决定,因此本案例未能获得伦理委员会批准。

二、未成年人捐献活体器官被严格禁止(案例 7)

【案例概要】

患者,女,10 岁,患有肝包虫病①,因生活所在地医疗条件较差,长期得不到诊断和治疗,发现并确诊时已处于疾病晚期,随时会威胁生命健康。经临床医师评估后确认,该患者已符合肝移植的指征,需要开展肝移植手术。由于公民逝世后捐献的肝脏数量较少,在医师与患者及其亲属讨论后,准备实施活体肝移植手术。根据临床检查结果,患者的父母均不适合捐献肝脏。患者有一个哥哥,16 周岁,与患者系同父同母所生。哥哥愿意捐出部分肝脏,并得到了父母的支持,于是向医院提出活体器官捐献的申请,并要求填写《人体器官潜在捐献者登记表》和《人体器官捐献知情同意书》。根据捐献者本人及其父母的要求,医院检查了供受双方的血型,其结果可以满足活体肝移植的血型匹配条件。哥哥已满16 周岁、未满 18 周岁,虽有明确的捐献意愿,但在民事行为能力判定方面存在争议,该例肝移植申请被提交至移植医院的器官移植伦理委员会审查。伦理委员会根据我国活体器官移植的相关法规要求及操作规程进行了会议审查,结果为不同意临床实施该例活体肝移植。

【案例分析】

(一) 支持者的观点及其对捐献人行为的辩护

本案例中支持者的观点为,哥哥年满 16 周岁,是否具有完全民事行为能力存在争议,需要根据《中华人民共和国民法典》的规定进一步认定。哥哥和妹妹是同父同母所生,属于直系血亲,根据《关于规范活体器官移植的若干规定》,符合活体器官捐献供受双方关系的法定要求。人体肝脏体积较大且可再生,捐献一部分仍可维持正常生命,根据现有的器官移植技术,该例肝移植在技术上完全可行,并有很大把握能确保供受双方的手术成功率。

---

① 包虫病是一种由动物传染的人畜共患寄生虫病,人感染后,寄生虫幼虫会进入门静脉系统,大部分寄生在肝脏,并逐步形成囊肿。

哥哥16周岁,虽未满18周岁,但在我国,部分年满16周岁的未成年人可以认定为完全民事行为能力人。《中华人民共和国民法典》第十八条指明,"十六周岁以上的未成年人,以自己的劳动收入为主要生活来源的,视为完全民事行为能力人。"目前我国公民生活水平提高,发育速度加快,部分16周岁未成年人已具备成年人的认知和判断能力。此外,《中华人民共和国民法典》第十九条规定,"八周岁以上的未成年人为限制民事行为能力人,实施民事法律行为由其法定代理人代理或者经其法定代理人同意、追认;但是,可以独立实施纯获利益的民事法律行为或者与其年龄、智力相适应的民事法律行为。"因此,支持者认为哥哥是否具备完全民事行为能力可以进一步调查与评估。而且从实际情况看,哥哥已经可以辨别其捐献行为的利弊,捐献申请是出于其本人的真实意愿,知情同意有效;并且哥哥的行为得到了父母的认可与确认,可以视为其法定代理人同意。

(二) 反对者的依据——我国法律明文禁止未成年人捐献活体器官

反对者的主要依据是,哥哥16周岁属于未成年人,《中华人民共和国民法典》第十七条表述为"十八周岁以上的自然人为成年人,不满十八周岁的自然人为未成年人。"不论其是否具有完全民事行为能力,均不可以捐献活体器官。

国际主流观点一直将未成年人作为活体器官捐献的禁区。1986年国际移植学会(The Transplantation Society,TTS)《关于活体捐献准则》第四条规定:"捐献者必须达到法定年龄。"2008年《世界卫生组织人体细胞、组织和器官移植指导原则(草案)》第四条指明:"除了在国家法律允许范围内的少数例外情况,不可出于移植目的从未成年人身上摘取任何细胞、组织或器官。"我国法律同样明令禁止获取未成年人的活体器官。我国《人体器官移植条例》第八条和第九条针对未成年人能否捐献人体器官进行了明确规定:"捐献人体器官的公民应当具有完全民事行为能力","任何组织或者个人不得摘取未满18周岁公民的活体器官用于移植。"我国《刑法修正案(八)》第三十七条第二款规定:"未经本人同意摘取其器官,或者摘取不满18周岁的人的器官,或者强迫、欺骗他人捐献器官的,依照本法第二百三十四条、第二百三十二条的规定定罪处罚。"本案例中哥哥未满18周岁,依法不得捐献活体器官,其民事行为能力已不需要调查和评估。

未成年人根据年龄大小,推理判断能力有所不同,具备成熟推理判断能力的未成年人可能可以评估器官移植的风险和获益,同意可能具有一定的效力。但活体器官捐献不能只考虑捐献人的主观意愿而忽视摘取器官本身对于捐献人的巨大伤害。对于未成年人而言,其生理和心理发育尚不成熟,捐献活体器官相较于成年人来说,风险巨大,器官一旦被摘取,不仅对身体健康产生重大伤害,还可能对心理状况产生无法预估的影响。因此无论未成年人的认知和判断能力如何,主观意愿如何,都不适合捐献活体器官。为了保护未成年人,从法律角度明文禁止摘取其活体器官是有积极意义的。

(三) 活体器官捐献流程是否规范的探讨

本案例中,捐献人未满18周岁,但接受人医学指征明确,供受双方血型匹配,关系为直系血亲,且捐献人具有捐献意愿,自愿填写《人体器官潜在捐献者登记表》和《人体器官捐献知情同意书》;此外,从医学角度考虑,人体有较大体积的肝脏,且剩余肝脏可再生,捐献部分肝脏仍可维持正常生命,捐献人的风险可控。临床医生基于以上信息和判断,希望该例活体器官捐献由伦理委员会进行讨论并提供伦理的意见和建议,其做法是可以接受的。

当然,根据我国《人体器官移植条例》和《关于规范活体器官移植的若干规定》,因捐献人未满18周岁不符合活体器官捐献的法定年龄要求,如果临床医生在当时直接拒绝其捐献申请并出示法律文件加以解释也是完全可行的。

(四) 器官移植伦理委员会的讨论和审查

讨论临床医生所提交的疑难案例是器官移植伦理委员会的职责之一。本案例中,伦理委员会的讨论主要围绕法与现实的矛盾展开。伦理审查是一种道德倾向性评价,很多伦理两难问题没有标准答案,更多的是基于委员会成员专业背景和价值观念的一种道德选择,然后根据审查规则以表决的形式形成集体意见,即伦理审查结果。但是当现实中的道德困境与法律文件产生冲突时,依法依规仍然是首要原则。任何道德评判都不能脱离法的约束。当法无禁止时,伦理可以发挥其辨析现实的道德倾向的作用,但是一旦当法有明文禁止时,伦理必须以法律为准绳。

三、夫妻间活体器官捐献面临困境(案例8)

【案例概要】

2010年的某天,某医院器官移植伦理委员会接待了一对前来咨询器官移植的夫妻。这对夫妻的情况是这样的: 妻子23岁,被诊断为肾功能衰竭,需要进行肾移植,丈夫25岁,两人结婚22个月,目前还没有生育。在知道妻子需要肾移植后,丈夫表示愿意捐献出自己的一个肾脏,但医生拒绝了丈夫的器官捐献要求,并告知这对夫妻不符合活体器官捐献的法定要求。丈夫不认可医生的告知,认为根据我国法律,夫妻间是可以进行活体器官捐献的,于是来到医院器官移植伦理委员会咨询。器官移植伦理委员会向这对夫妻进行了解释,并展示了无法为他们进行活体器官移植的法律依据,即2009年《关于规范活体器官移植的若干规定》。这对夫妻看后表示理解医院的做法,但又对该法律所规定的配偶间活体器官捐献的限制条件产生了疑问,双方结婚和捐献器官的意愿都是真实的,为什么就"不合法"了呢?

【案例分析】

(一) 为什么医生拒绝了这对夫妻的活体器官捐献

首先,医生的决定是对的。我国活体器官移植的法规中对于捐献人和接受人的关系有着明确的限定,夫妻之间一方可以捐献活体器官用于另一方的移植,但必须满足双方结婚3年以上或者婚后生育过子女的条件。这对夫妻结婚不满3年,而且婚后还没有生育,不满足法定要求,因此医院无法对他们进行活体器官移植。法律依据是《关于规范活体器官移植的若干规定》,其中第二条明确规定:"活体器官捐献人与接受人仅限于以下关系:(一)配偶:仅限于结婚3年以上或者婚后已育有子女的……"

2007年我国《人体器官移植条例》中确有提到"活体器官的接受人限于活体器官捐献人的配偶、直系血亲或者三代以内旁系血亲,或者有证据证明与活体器官捐献人存在因帮扶等形成亲情关系的人员",当时并未要求夫妻双方必须满足结婚3年以上或者育有子女的条件,以本案例中夫妻的情况,如果在那时提出活体器官捐献是没有法律障碍的。但2009年12月发布的《关于规范活体器官移植的若干规定》对配偶提出限定条件后,这种结婚时间不长且没有生育子女的夫妻之间的活体器官捐献已被禁止。

(二) 为什么法律会对配偶之间的活体器官捐献进行限定

本案例中的夫妻接受了无法捐献活体器官的现实,但对于法律为何做出这种限定产生了疑问。要解释这个问题,首先必须了解我国活体器官移植的伦理原则。《人体器官移植条例》明确指出:"任何组织或者个人不得以任何形式买卖人体器官,不得从事与买卖人体器官有关的活动。"禁止器官买卖是我国活体器官移植最重要的原则,出于防范活体器官商业化行为的目的,我国首先通过立法限制了活体器官捐献人和接受人的关系,因此在《人体器官移植条例》中,将捐献人和接受人双方的关系限制在配偶、直系或三代以内旁系血亲以及因帮扶等形成亲情关系。这种限制在很大程度上避免了陌生人之间的器官买卖,规范了人体器官移植的开展,净化了人体器官移植的环境。但是法律法规的文字有时候很难将现实中的各种情境全部涵盖，有一些靠文字难以驾驭的有违器官移植基本伦理原则的现实，仍然会在实际的活体器官移植中出现。例如在配偶间进行活体器官捐献，伦理认可的是真正的出于夫妻间的感情和帮扶而形成的器官捐献，但在法律文字上，仅靠"配偶"两个字是无法体现这种感情和帮扶的。法律所能认定的配偶的依据只是一张结婚证，于是在活体器官捐献时就会出现漏洞。举个例子，女青年 A 需要获得器官进行移植，而男青年 B 愿意捐出一个器官但需要得到一笔金钱。A 和 B 去登记结婚后变成了法律意义上的配偶，然后在配偶间进行合法的器官捐献。在移植成功后，A 和 B 离婚并分割财产，B 顺利而又合法地获得了金钱。这个例子从法律流程上看没有瑕疵，但从伦理角度上来看却充满了问题，很明显，这是符合法律的不伦理的捐献。

为了进一步保障活体器官移植的规范操作，《关于规范活体器官移植的若干规定》对活体器官捐献人和接受人的关系做了更为深入地阐述，在配偶关系上，从没有任何限制变成了仅限于结婚 3 年以上或婚后已育有子女。这一限制从根本上堵住了原来可能通过结婚进行变相器官买卖的漏洞。可以通过上面的例子试想一下，根据新的规定，A 和 B 必须结婚满 3 年，或者两人生育一个孩子才能进行器官捐献，患者等不了那么长的时间，更何况去生育一个孩子，即便将双方位置对换，需要器官的是男方，一般情况下也不会为了等待一个器官而寄希望于先生育一个孩子，这种获得器官的便捷度远远不如等待一个来源于尸体捐献的器官。

（三）避免了器官买卖的情形，但也会误伤一部分"真夫妻"

从防范器官买卖的意义上来说，新规定对配偶进行结婚时间（3 年以上）或性质（育有子女）上的限定很有必要且无可厚非，但对于本案例的这对夫妻，却出现了"误伤"。在法律面前，即便结婚和捐献意愿都是真实的，但不符合规定就无法进行器官捐献。这其实是一个两难困境：要规避器官买卖就有可能误伤那些结婚不满三年同时又没有子女的真实夫妻，如果不想误伤这些夫妻就有可能出现器官买卖的风险。医学伦理中存在各种两难问题，而活体器官移植的立法也同样存在类似的两难困境。在配偶之间进行活体器官捐献的问题上来看，主要矛盾在于如何防范通过合法结婚进行变相器官买卖的问题，因为器官移植的商业化防范是保障器官移植健康发展的核心原则。可以说，在相关法律建立和完善的过程中，现有的文字表述经过了反复的思考和权衡，并且是最符合目前活体器官移植的伦理要求的。而由此带来的对于人群中一部分真实的夫妻的误伤，实属无奈之举。对于这个案例中的夫妻，只能希望他们早日等到适合的尸体器官，继续他们也许艰难但不乏幸福的生活。

四、伦理审查对真实捐献意愿的探究(案例 9)

【案例概要】

患者,女,29 岁,患慢性肾功能衰竭,平时通过血液透析维持治疗。患者认为血液透析对工作生活影响巨大,而且无法治愈疾病。其就诊后经临床医师评估,建议可进行肾移植。患者父母均健在,且患者本人结婚已满 3 年,其父亲、母亲和丈夫都可以作为合法的活体器官捐献人,经家庭会议讨论,准备由其父亲捐献一个肾脏。患者父亲填写了《活体器官移植捐献意愿书》,并签署了《人体器官捐献知情同意书》。但在进行医学检查的过程中,医生发现供者和受者的组织配型提示双方没有血缘关系,即该父亲并非患者的亲生父亲。医生觉得这个病例比较棘手,从供受双方的关系来看,虽然已证实父女双方没有血缘关系,但从亲属讲述中可知,该家庭从女儿出生之日起就是一个完整的三口之家,女儿结婚后四口人仍然居住在一起,即使没有血缘关系,也存在事实上的抚养关系,并且父亲签署了知情同意书。临床医生感觉这例活体器官移植似乎并无不妥,但又总觉得哪里有问题,于是递交医院器官移植伦理委员会讨论审查。

【案例分析】

(一) 这例活体器官移植供受双方关系是否符合法律规定

《关于规范活体器官移植的若干规定》中,活体器官捐献人与接受人的关系除配偶外,还包括两种,一种是直系或三代以内旁系血亲,另一种是因帮扶等形成的亲情关系,包括养父母和养子女或继父母和继子女。本案例中,父亲和女儿之间已被证实不存在血缘关系,因此不符合直系或三代以内旁系血亲的关系,但是否符合因帮扶等形成的亲情关系,需要根据《中华人民共和国民法典》的规定进一步探讨。

养父母和养子女之间属于收养关系,需要符合收养的条件并具备收养的过程,对此《民法典》第五编“婚姻家庭”第五章“收养”第一节“收养关系的成立”中有明确的文字表述,其中第一千一百零五条规定“收养应当向县级以上人民政府民政部门登记”且“收养关系自登记之日起成立”。本案例中的父女应不存在收养关系。

继父母和继子女的权利义务关系在《民法典》第五编“婚姻家庭”第三章“家庭关系”第二节“父母子女关系和其他近亲属关系”中有明确表述,第一千零七十二条规定“继父或者继母和受其抚养教育的继子女间的权利义务关系,适用本法关于父母子女关系的规定。”

根据文义,这款规定有一个构成要件,即成为继父母,但《民法典》没有对继父母和继子女的含义或产生过程进行明确界定。一般观点认为,继父母和继子女的关系是指子女亲生父母一方离婚或过世后,子女与父母的再婚配偶之间的关系,或者是未婚的亲生父母结婚后,子女与其结婚配偶之间的关系。根据这一观点,继父母和继子女的关系要求继子女的出生先于其父母与其继母或继父婚姻的缔结,但是还有一种特殊情况,即婚姻关系存续期间夫妻一方与他人(婚外第三方)生育的子女和夫妻另一方之间是否属于继父母和继子女的关系。而本案例中的父女关系恰恰属于这种特殊情况。目前对于这种情况还存在争议。有观点从未成年人保护的角度出发,认为应允许婚姻关系存续期间夫妻一方与他人生育的子女和夫妻另一方类推适用继父母和继子女关系。

根据以上释义,本案例中父女之间是否属于继父母和继子女关系存在争议,根据现有的该家庭情况的信息,伦理委员会较难得出父亲的活体器官捐献是否合法的结论。

(二)伦理问题——知情同意有效性和捐献意愿真实性的探究

除供受双方关系的评判外,本案例中父亲捐献意愿的真实性是最主要的伦理审查点。在这对父女关系中有一个核心问题,即父亲是否知晓女儿非自己亲生。伦理委员会就此进行深入调查后获知,该家庭中,女儿及其母亲知道这一事实,但出于种种原因,父亲本人并不知晓。尽管父亲已签署了知情同意书愿意捐献器官,但根据知情同意的原则,当事人的自愿同意是以信息完整和理解无误为前提的。本案例中父亲知情同意的基本信息存在重大缺失,因此这一知情同意是无效的。而且父亲捐献意愿的基础是建立在女儿是自己亲生这一思想认知之上的,但事实上女儿并非其亲生,这与父亲现有捐献意愿的基础完全背离,因此不能认为父亲的捐献意愿是真实的。

此外,还有观点认为像本案例中妻子明知其所生女儿为非婚生子女,还对丈夫进行隐瞒,使丈夫承担抚养义务的,已构成了对丈夫的欺诈,父女之间的关系属于欺诈性抚养关系。除非父亲知晓并认可,否则父亲不但不应承担抚养义务,还可以在知晓事实后告其妻子侵权。

(三)伦理审查应做出什么样的决定

伦理委员会对活体器官捐献的审查结论应基于3个要素:双方关系合法、知情同意有效与捐献意愿真实。对于本案例,可以设想当父亲得知女儿并非亲生,那么其捐献意愿很有可能会产生动摇,这时有两种可能:一是发现自己受到了欺骗,女儿既非亲生,那么自然不愿意再捐献器官;二是尽管女儿并非亲生,但近30年的共同生活经历使之产生了无法割舍的亲情,仍愿意捐献器官。因此要获得捐献人基于真实捐献意愿的有效的知情同意,必须让其知晓女儿并非亲生这一真相,然后经认真思考,重新填写《人体器官潜在捐献者登记表》并签署《人体器官捐献知情同意书》。如果父亲不愿意捐献,必须尊重其选择,认可其放弃捐献的权利。至于他们是否属于继父母和继子女的关系,同样需要在父亲知晓真相后对双方关系进行思考,只有认可双方抚养与赡养的关系,继父母和继子女关系的评判才能获得最基本的依据。最后,供受双方是否真正符合继父母和继子女关系还应由具有法律背景的委员甚至独立顾问进一步提供咨询意见。

由此可见,让父亲知晓女儿并非亲生以及其后的重新思考和抉择是伦理委员会做出正确判断的基本条件。在现有双方关系、知情同意和捐献意愿均存在疑问的情况下,伦理委员会最终通过投票做出了"不同意"的决定。此外,伦理委员会还对本案例提出了建议,患者仍可有多种选择:一是等待尸体肾源;二是可以考虑由其母亲或者丈夫捐献;第三,如果尸体肾源难以等到,且母亲或丈夫都无法捐献,而父亲又是唯一肾源的情况下,必须在告知父亲真相后,由父亲重新进行知情同意,然后再次递交伦理委员会审查,伦理委员会将根据对知情同意和捐献意愿的评估,以及对双方关系合法性的确认后,再次按程序进行投票表决。

(江一峰、周吉银)

第五篇
器官移植伦理经验借鉴和展望

美国作为器官移植技术领先的国家之一,在器官移植的立法和建制方面开展了很多开拓性工作,其经验值得参考。西班牙是全球器官捐献率最高的国家,这得益于其独一无二的器官捐献系统及完善的器官移植法案。结合我国国情,学习世界各国先进的人体器官捐献制度并将其中国化,可以使我国器官移植伦理、法规和政策等领域获得有益的借鉴。

世界上绝大多数国家都规定器官捐献是自愿和无偿的①,还立法禁止对逝世后器官捐献采取货币支付的激励方式。但各国实践同时表明,将完全依靠利他主义的无偿捐献作为获取器官资源的途径存在很大的局限性,远不能满足各国器官移植的需求。在坚持无偿捐献的原则上,思考构建器官捐献适当的、合理的补偿模式,符合器官移植发展的趋势,也是对器官供者合法权益的保障措施之一。

建立适合我国国情的规范化的器官移植伦理实践,不但可以引导专业技术人员规范行为,更能确保供受双方的安全和权益,符合我国器官移植事业的发展趋势,值得认真探索。

---

① 在全球范围内,伊朗是极少数探索有偿器官捐献的国家之一。据报道,伊朗通过建立政府管制下的有偿器官捐献制度,将器官买卖合法化,这一实践曾引发了激烈争论。

第一章
美国的器官移植体系

·

美国是全球最早开展器官移植技术的国家之一,其器官移植手术数量一直处于领先地位;美国也是率先踏上漫长的器官移植法制化进程的国家之一,在经历了一段混乱而无序的探索期后,逐步建立起一套相对完善的器官移植体系,并制定出一系列法律法规和保障制度来维护体系的正常运行。尤其是 20 世纪 80 年代末以来,美国各州颁布了很多推动器官供应的政策。一项研究统计了 1988—2010 年美国 50 个州的器官移植政策,发现这一时期通过至少一项器官捐献相关政策的州从 7 个(14%)增加到 50 个(100%),这些政策包括了捐献登记、公共教育、带薪休假和税收激励等各个方面。

一、器官移植法制化进程

1968 年,在第 22 届世界卫生大会(World Health Assembly,WHA)上,美国哈佛大学医学院制定了全球第一个脑死亡诊断标准,即"哈佛标准",包括身体对外部和内部的所有反应消失、自主运动和自发呼吸停止、诱导反射消失、脑电波平直。哈佛标准为脑死亡的诊断提供了准确而可靠的依据,成为器官捐献和器官移植历史中一个重要的里程碑。此后在 1978 年通过的《统一脑死亡法》(*Uniform Brain Death Act*,UBDA),进一步明确了脑死亡的法定概念,即包括脑干功能在内的全脑功能不可逆的丧失。这一法案的制定标志着脑死亡问题有了法定化的处理原则,为器官移植的脑死亡判定提供了法律依据,并确保了对脑死亡患者的尊重和合理处置。

从 20 世纪 60 年代起,美国开始制定法律来规范和促进器官捐献。这些法律的制定旨在确保透明、合法和伦理的器官捐献过程,以满足等待移植患者的需求并推动器官移植领域的发展。1968 年,美国律师协会等组织讨论并通过了一项法案——《统一解剖捐赠法案》。该法案对以移植为目的的器官和组织捐献制定了行为准则，要求尊重捐献者的意愿，遵守器官和组织捐赠的程序和要求，以保障器官移植活动伦理性、合法性和透明性。1984年，美国通过了《国家器官移植法》（National Organ Transplant Act，NOTA），以规范器官移植过程中的法律问题和伦理问题，并禁止人体器官和组织的商业化交易。根据该法案，美国成立了器官获取与移植网络（Organ Procurement and Transplant Network，OPTN）和器官移植受者科学登记处（Scientific Registry of Organ Transplant Recipients，SRTR）。OPTN 和 SRTR 分工不同，相互合作，在美国器官移植发展过程中发挥了重要的作用。同年，器官共享联合网络（United Network for Organ Sharing，UNOS）成立为独立的非营利性成员组织。1986 年，政府和 UNOS 签订协议，由 UNOS 负责器官等待者名单的管理和移植器官的匹配。同时，联邦政府建立了监督机制，通过对器官获取流程和移植中心的监督，确保器官移植过程中有限的器官资源得到透明和公正的分配，并促进器官移植的质量和安全。

1987 年颁布的《人体器官捐献法》明确规定了捐献者本人的意愿在器官捐献决策中优先于其直系亲属的意愿，并要求将患者的捐献意愿记录在其病历卡上。该法案强调了捐献者个人意愿在器官捐献决策中的重要性，体现了对捐献者选择和意志的尊重。

1996 年，美国颁布了《器官捐献卡纳入法》，规定公民在领取驾照的同时需登记器官捐献意愿，具体的登记方法由每个州自行决定。各州之间做法不一：有些州只需对器官捐献选择"是"或"否"，选择"是"的人将被登记为器官捐献志愿者，并在驾照上注明这一身份；有些州比较保守，要求捐献志愿者填写专门的器官捐献表，然后登记进入数据库；还有些州通过随车携带的器官捐献卡，标注捐献志愿者的具体意愿，例如愿意捐献任何器官或组织，或者只愿意捐献某种特定器官。通过器官捐献卡与驾照相结合的方式，可以快速、有效地辨别公民的捐献意愿，同时普及公众对器官捐献的认知并提高主动捐献的意识。

2004 年，《器官捐献及获取改善法案》（PL 108—216）的颁布为减轻器官供者的经济负担提供了依据，从法律角度保障了供者的权益。法案的第三部分提出了以下规定：① 为活体器官供者提供或报销与器官捐献直接相关的交通费和生活费；② 为活体器官供者提供或报销非医学的间接费用的开支，主要包括与器官捐献相关的住宿、伙食等其他费用。这些规定在一定程度上解除了器官供者的后顾之忧，可视为对捐献行为的鼓励和支持。

二、器官移植管理组织架构

经过长期发展，美国的器官移植管理形成了一套复杂的组织结构。美国卫生与公众服务部（Department of Health and Human Services，HHS）下属卫生资源和服务管理局

(Health Resources and Services Administration，HRSA)和医疗保险与医疗补助服务中心（Centers for Medicare and Medicaid Services，CMS）。其中 HRSA 负责监督管理全美器官移植系统，其下属的移植中心（Division of Transplantation，DoT）直接管理 OPTN 和SRTR。OPTN 负责制定器官移植和器官捐献的相关政策，SRTR 分析并提供器官移植和器官分配的统计数据，为 HRSA 的监督和管理提供依据。HHS 与 UNOS 签订协议，由UNOS 代表政府运行 OPTN，负责管理器官移植的等待者名单和移植器官的匹配工作。CMS 作为医疗保险的支付方，负责制定与医保支付相关的政策，并负责人体器官获取组织（Organ Procurement Organization，OPO）的审查和资格再认证。此外，科学监督委员会（Scientific Advisory Committee，SAC）对器官移植过程中的各个环节进行监督。

（一）OPTN

OPTN 是一个公开且独立的合作组织，根据 1984 年的《国家器官移植法》所设立，旨在促进美国器官移植系统运行更加合理和高效。根据美国联邦法律规定，所有的移植机构和 OPO 都必须成为 OPTN 的成员。此外，OPTN 包括其他成员，如参与器官移植的独立机构或组织、相关的医疗和科研机构或组织、热衷于器官移植和器官捐献的公众。根据《国家器官移植法》的规定，OPTN 必须在组织、财务和人员等方面保持独立性，以体现其工作和服务的社会公益属性。

OPTN 的主要职能包括：① 制定捐献器官回收、分配和运输的政策和程序；② 收集、分析有关器官移植和器官捐献的科学数据，并向政府、公众、学生、科研人员和 SRTR 提供，以促进器官分配和器官移植技术的进步；③ 维护、开发安全的计算机网络系统，以保护器官移植等待者名单和捐献者及受者的信息；④ 通过计算机系统简化器官配型和分配过程，以支持工作人员可以全年全天候开展这项工作；⑤ 开展有关器官移植和器官捐献的宣传教育活动，提高公众的捐献意识和参与度。

（二）UNOS

UNOS 原本是一个由美国西南器官获取基金会开发的器官检索配型网络系统，1984年脱离基金会成为一个独立的非营利性成员组织，1986 年与 HHS 签订协议，作为政府的合作机构负责 OPTN 的运行。从 1986 年至今，UNOS 一直代表政府管理 OPTN，一定程度上可以认为 UNOS 的工作即 OPTN 的任务。UNOS 的组织体系包括董事会、委员会和成员机构。其成员机构包括全国的移植机构、OPO、商业合作组织、组织配型实验室、医学科研中心和一些其他的组织。

UNOS 的主要职责包括：① 建立器官分配和共享的计算机网络系统，处理患者移植申请、等待者排序、捐献者数据收集匹配、器官分配和数据安全管理；② 建立公民逝世后捐献器官的分配政策；③ 建立移植机构的准入标准，并对 OPO 和移植机构进行监督；④ 收集、保存器官移植和器官捐献的数据，并提供各种政策法规和资源信息的查询；⑤ 开展公众宣传和教育。

OPTN/UNOS 的工作须保持透明、公正和公平。一方面，OPTN/UNOS 接受卫生管理部门和公众的监督，以促进器官的透明、公正分配；另一方面，OPTN/UNOS 根据统一的标准对等待者进行排序，确保了器官的公平分配。

（三）SRTR

SRTR 同样根据 1984 年的《国家器官移植法》所设立，主要职责是为 OPTN/UNOS 的成员提供数据支持，评估当前的器官获取和移植情况以及器官分配政策，以推动相关政策和措施的调整、改进及完善。

SRTR 的主要职能包括：① 确保计算机系统的安全性，对 OPTN/UNOS 收集的移植前和移植后数据进行可靠的分析和研究；② 为 OPTN/UNOS 和 HHS 的咨询委员会提供医疗和科研数据分析方面的支持；③ 对患者移植前和移植后的数据进行连续分析；④ 每年科学地编制包括美国所有器官移植临床情况的年度报告。

（四）OPO

OPO 属于非营利性组织，目前美国 56 家 OPO 包括两种情况，一种独立于医疗机构之外，一种依托于医疗机构。总体而言，独立运行的 OPO 占据主导地位。按照政府要求，所有 OPO 都必须是 UNOS 的成员，接受 UNOS 监督。

OPO 的主要职责是：① 与潜在的器官捐献者或其亲属进行沟通；② 评估潜在捐献者的医学条件和状况；③ 与移植机构沟通协调器官的摘取、保存、运输和接收等事项；④ 为器官供者亲属提供服务；⑤ 开展器官移植和器官捐献的宣传教育。每家 OPO 都有指定的工作范围，当合格的捐献器官出现时，首先会通过 UNOS 在该器官所属的 OPO 服务范围内进行匹配。

三、器官移植体系的运行

（一）制定医院参与器官捐献的标准

1986 年，美国首次制定了医院的器官捐献参与标准，并在 1998 年实行了标准化的管理要求。根据这一标准,医院有责任建立一套程序来核实潜在的器官捐献者,并向患者亲属进行宣传教育,以增强他们对器官捐献权利和医疗保险政策的认识。医院提出注册申请后,由 HHS 负责审定医院名单,而得到注册的医院必须及时向指定的 OPO 报告所有死亡的捐献者。为了避免医院不能及时向 OPO 报告潜在捐献者,影响器官和组织的捐献效率,医院参与标准中加入了更为严格的附加条款,内容主要是:不论患者即将死亡还是已经死亡,医院必须以最及时的方式通知 OPO;医院必须与 OPO 合作,确保潜在捐献者及其家庭有充分的捐献机会。

(二)维护器官移植等待者名单

器官移植等待者名单由 UNOS 计算机网络负责维护,具体的操作则由 OPO 和移植机构实施。在接受患者申请后,OPO 和移植机构负责将患者信息添加进入等待者名单,而当患者在等待期间死亡后,则需要将患者信息删除,以维护等待者名单的准确性。

(三)器官分配与获取

OPTN/UNOS 成员通过一系列地方会议提出草案,经过美国国家委员会审核,并经过公众评议后,最终由 OPTN/UNOS 成员、健康护理专家、患者和公众代表组成的委员会进行审议和投票,来制定器官分配政策。HHS 对该政策进行审核并负责实施。器官分配政策必须科学合理,严禁存在任何种族、性别和经济收入方面的歧视,以及政治权力方面的优待。

根据 OPTN/UNOS 的规定,每个器官系统都有专门的科学评估方法,根据等待者的疾病紧急程度、血型、组织相容性以及捐献者和等待者所在的地区和年龄等因素,建立一套评分体系。每个捐献者的器官数据信息都必须上传到 UNOS 国家计算机中心,然后与全国范围内的等待者进行逐层匹配,评分最高的等待者将优先获得器官分配的机会。随后,移植外科医生根据供体器官的情况,以及接受人当时的状况,决定是否接受该器官并进行移植手术。

捐献器官的获取与回收工作由 OPO 负责。OPO 需要在器官获取过程中协调器官捐献者的管理工作,调动外科团队,监督、组织器官的获取和回收,并为器官的获取、回收和保存提供便利条件。

(四)获取器官的费用支付

OPO 负责为供者所在的医院支付全部与获取器官有关的费用,并将免费的器官获取项目纳入供者医院的账单中。OPO主要依靠接受器官移植手术的受者的医疗保险来核销这些费用。获取器官的费用主要由第三方支付,包括患者个人保险、医疗保险或者贫困医疗补助。

四、器官移植体系存在的问题

尽管美国建立了一套相对完善的器官移植体系,并通过一系列法律法规和保障制度维护体系运行,但在长期实践过程中,仍存在一些问题,影响了器官捐献、分配和使用的公平和效率。

根据美国国家卫生研究院(National Institutes of Health,NIH)在2022年发表的《最终实现器官移植体系走向公平》(*Realizing the Promise of Equity in the Organ Transplantation System*)的报告,美国人体器官移植体系在公平和效率方面的问题包括器官移植等待名单较长,获得器官移植机会存在群体差异,移植各部门组织协调效率不高,捐献器官弃用率逐年上升。

在美国,可供移植的尸体器官的短缺始终是一个严重的公共卫生挑战。2019年美国有超过10万名患者等待器官移植,平均等待时间为213～370天,不同种类的器官存在明显差异。2019年全美有大约5 000人在等待移植时死亡,经济状况、年龄或疾病阶段是患者等待期间死亡的主要影响因素。近几年,美国器官移植等待名单人数和等待期间死亡的人数保持相对稳定。据统计,2021年美国等待器官移植的患者人数超过10万人,与2019年相当,其中肾移植等待者的数量最多。

少数族裔、低收入人群和女性患者的等待时间相较于其他群体更为漫长。例如终末期肾衰竭患者中,非洲裔群体维持透析治疗的持续时间是白人群体的两倍,但根据流行病学的调查数据,非洲裔群体终末期肾衰竭的发病率是白人群体的3倍。

美国的器官移植体系庞大而复杂,涉及HRSA、OPTN、SRTR、UNOS、CMS、OPO、移植机构和捐献医院等。这些组织和机构处于移植体系的不同层级,各自承担职责,开展分工协作。但是调查发现,各组织和机构之间的工作效率不一,协调监督效果存在缺陷。例如不同的OPO获取捐献器官的效率差异巨大,最大甚至可达到5倍的差异;不同的移植机构接受捐献器官的比例同样存在较大差异。

美国各移植机构弃用捐献器官的比例正在逐年升高。尽管每年有大量肾移植等待者因等不到肾脏而死亡,但捐献肾脏的弃用率始终居高不下,2020年大约每5个捐献肾脏中有1个被弃用,2021年这一数据则为约每4个肾脏中有1个被弃用。对于大量的不被接受或弃用的器官，OPO 缺乏对移植机构的反馈，也没有相应的机制对器官浪费现象进行问责。

五、分析与借鉴

美国 OPTN 以其完善的系统设计和高效的器官收集与分配系统而闻名，这对我国器官移植信息网络的设计具有重要的参考价值。OPTN 通过统一协调全国的器官网络，建立了一个系统而全面的器官获取和分配信息体系。有效分配器官对于最大限度地提高移植成功率至关重要，因此需要科学合理的器官分配标准。OPTN 坚持器官分配的公开公正，组织具有丰富器官移植临床经验的医学专家，综合考虑患者等待时间、病情轻重缓急、移植预期效果和年龄等因素，制定器官分配的医学标准，并通过科学的医学决策和地理范围标准，兼顾器官分配的公平和效率。此外，OPTN 通过多种途径，例如捐献卡制度和临床医师协调等扩大了器官捐献的来源。

在处理器官移植中的脑死亡问题时，美国通过立法提出了专门的措施，包括建立脑死亡判定标准，制定执行脑死亡判定的程序依据，以及制定器官捐献、获取、保存和运输全流程的相关行为的规范。当器官移植过程中需要实施脑死亡判定时，不同法规中的条款相互协同，共同规制，形成了完整的脑死亡相关器官捐献的实施和操作标准。我国于 2011 年确定了"中国心脏死亡器官捐献分类标准"，其中对我国脑死亡器官捐献提出了判定依据和操作标准，但由于我国至今还没有针对脑死亡进行独立的立法，这导致在器官移植临床实践中采用脑死亡判定标准的法理仍不清晰，依据仍不充分，监管仍有缺失。

提高潜在捐献者同意率的一种方法是向公众提供有关器官捐献过程的充分信息，使他们能够做出知情的决定，并减轻对器官捐献系统的任何不信任。美国对器官移植体系中的各级各类组织或机构均赋予了宣传教育的职责，例如 OPTN/UNOS 可通过其公共服务平台宣传器官捐献与分配的相关政策和流程，而 OPO 则更为贴近潜在捐献者及其亲属，为其提供充分、有效的信息。此外，有一些宣传教育的形式已经显示出其效果：通过脸书（Facebook）向未注册器官捐献的公民提供器官捐献相关教育信息后，美国的器官捐献注册率大幅上升；为移植机构以外的人和少数群体提供器官移植和捐献相关教育，可以使这些群体获得更为充分的信息，并保持不同个人以及不同群体之间信息的一致性，从而提升信任和关注。

（周吉银、刘璐）

第二章
西班牙的器官移植体系

西班牙的器官捐献和移植体系建设已有 30 多年的历史。1989 年,西班牙国家器官移植组织(Spanish National Transplant Organization, ONT)建立后,器官捐献数量开始不断增加。根据西班牙第五电视集团报道,2009 年西班牙有 1 605 人参与器官捐献,每百万人口器官捐献率(per million population, PMP)为 34.40;2011 年器官捐献者达到 1 667 例,PMP 为 35.30;2013 年器官捐献者为 1 655 例,PMP 为 35.10。截至 2013 年,西班牙器官捐献率已连续 22 年占据全球首位。从 2015 年起,基于器官移植相关政策的调整,西班牙的器官捐献率再次呈现出逐年上升的趋势,并在随后 5 年内快速增长,PMP 一度高达 49.00。

西班牙实行全民免费公共医疗,全民性、福利性和资金来源的公共性是国家卫生体系的三大主要特征。各地区政府作为筹资主体筹集财政资金以保障国内各自治区居民享有免费的医疗服务。目前,包括器官捐献和器官移植在内的绝大部分的医疗服务已被纳入西班牙的社会医疗保险体系。

一、器官捐献与移植的法律

西班牙主要有两部器官捐献与移植的相关法律。1979 年颁布的《器官移植法案》[第 30 号法令(法律 30/1979)]包含 7 项条文,规定了器官获取与移植的一般性普遍原则。1999 年皇家法令 2070 号(皇家法令 2070/1999)则更为全面具体,内容主要集中于器官捐献与移植的组织架构设置,并对之前的法律条文中没有详细说明的问题进行了统一规范,例如移植器官的获取行为、人体器官的临床应用、器官捐献者的死亡诊断以及器官捐献与移植的协调问题等。

《器官移植法案》规定,西班牙全体公民都是器官捐献者,除非公民本人通过口头或书面形式"生前表达过反对的意见"。这项规定意味着公民只要生前没有对器官捐献表示明确拒绝,就会被视为器官捐献者,而其亲属也不能在其去世后代为做出拒绝捐献的决定,这就是器官捐献中的"推定同意"原则。但在现实操作中,考虑到对人的尊重,一般都会主动联系捐献者亲属,通过积极沟通争取获得亲属的知情同意。

是否对器官供者提供经济补偿是器官捐献领域重要的社会问题,为此西班牙的法令做出明确指示,"器官捐献不能够获得任何经济补偿……在任何情况下,捐献者都不能够得到任何形式的经济补偿,同时,器官移植的受者不需要为任何移植器官付费。"但是,法令认同现行器官捐献程序中的费用报销制度,认为"应该采用一切办法确保捐献全过程不会对活体捐献者或是死亡捐献者亲属产生任何经济负担"。对于活体器官供者,可为其提供从术后到康复全过程的健康护理。而对于已逝世的器官供者,可为其支付交通运输、葬礼服务以及将遗体运送回原籍国家的全部费用。上述两项条目并不相互矛盾,首先,所有的器官捐献案例均由移植协调员处理文书工作,相关的付费项目将在捐献知情同意书签署完成后告知供者亲属,以表达对患者亲属配合捐献的感谢;其次,报销所得费用通常都是支付给相关服务的直接提供者,而不是供者的亲属,因此这种费用报销的形式并不被视为激励器官捐献的经济补偿措施。同样的,接受器官移植的患者也无需支付任何费用。

二、器官捐献的组织网络

(一)器官捐献协调三级体系

西班牙之所以能在器官捐献中取得如此成就,主要原因是其建立了良好的组织架构与工作网络。西班牙器官捐献协调体系由 3 个层级的协调组织构成,分别是:① 国家级协调,由 1 个国家级管理机构负责,即 ONT,其职责是组织整个国家器官捐献的总体管理和协调工作;② 区域级协调,由 17 个自治区分别成立器官捐献地方机构,负责区域层面的器官捐献与分配;③ 院级协调,在全国 139 家公立医院内成立独立的器官捐献协调小组,依托公共医疗卫生体系,对院内的器官捐献工作进行直接和有效的干预。

西班牙设计的器官捐献协调体系具有组织化、专业化的特点,3 个层级之间互相联系和配合,在器官获取和移植的全过程中分别承担各自独特的职责。ONT 是西班牙卫生部下属的专门的卫生机构,主要负责器官捐献的宣传动员,以及器官捐献全过程的统筹协调,具体包括:媒体的运营管理,提供专业的知识正确引导公众,并及时应对某些负面舆论;器官移植等待者名单的注册、登记和管理;器官运输和统计数据的收集;医疗专业人员的再教育,重点是潜在捐献者的发现、亲属意愿征询的技能、捐献的过程,以及对组织能力、资源管理能力和沟通技巧的培训。在区域层面,17个自治区各设1名区级移植协调员,负责医疗机构与ONT之间的沟通,以及各地区的联络通道。这些移植协调员与国家级的管理人员共同组成了器官移植委员会,在各地区定期召开工作会议,讨论器官移植相关的所有技术问题并取得最终的共识。院级层面,139家公立医院各自成立由ICU医生组成的标准化移植协调小组,小组成员经过ONT的统一培训后成为移植协调员(transplant coordinator)。移植协调员的主要工作是寻找和发现潜在的器官捐献者,并在第一时间将信息报告至所在区域的管理机构,再通过ONT在全国范围内进行器官的协调分配。以上每一项工作步骤都有专人负责记录和存档。

此外,为了保障器官分配的公正和公开,ONT还采取了一系列措施,包括设立24小时电话咨询,畅通媒体访问等,这些措施极大提升了公众对于器官分配信息的可及性。

(二)医院内移植协调员

移植协调员处于移植协调网络的第三层,他们在发现潜在捐献者、与亲属协商捐献意愿以及对整个流程的管控中都发挥了极其关键的作用,是西班牙器官捐献模式中的重要环节。移植协调员在大多数情况下由临床医生兼职担任,当医院中的捐献病例较多时,护士也可以兼任。在20世纪80年代以前,移植协调员的角色多由神经内科医师承担,而目前更多的是ICU内的急危重症专业医护人员。这些医护人员虽是兼职,但都经过专业的培训,具有强烈的主观能动性,能够合理地处理器官捐献者的早期识别或转诊、可用器官资质审核、心脏死亡捐献流程以及与潜在器官捐献者亲属进行沟通等方面的问题。西班牙的移植协调员通常由所在医院直接管理,而在其他一些欧洲国家中移植协调员则由卫生保健机构负责管理。

移植协调员大多是具备扎实医学知识的医师,他们能够与潜在捐献人的主管医师充分交流,全面了解器官捐献人的情况。移植协调员也会参与到器官捐献的全过程中,并持续地追踪ICU病房内逝世患者的捐献情况和结果。由于移植协调员全程参与了大量真实案例,他们往往能对不合理的环节提出完善建议,不断推动器官捐献效率和质量的提升。有专业人士认为,器官捐献不足的主要原因并非供体器官缺乏,而是医院无法及时地发现潜在捐献人并与亲属进行良好的沟通,因此在医院内设立移植协调员十分有必要。

要在医院内大力推广移植协调员制度,可能兼职的移植协调员更具优势。一方面,很多小型医院不愿意为移植协调工作专门支付一名全职医生的工资,兼职的工作性质使得这部分医院也有能力和意愿配备移植协调员。另一方面,大部分移植协调员都会由于协调工作带来的长期压力和情绪变化而感到疲惫,经常会出现人员的补充和替换,兼职工作提供了一种更具弹性的工作模式,可以让新上任的协调员迅速进入工作岗位,也可以让被替换的协调员在较短时间内重新适应原先的工作。事实证明,由于兼职移植协调员的存在,即使一些尚没有捐献病例的小型医院也未放弃发掘潜在捐献者的工作,这与器官捐献数量的提升有着直接的关系。近年来,西班牙国内加入移植协调网络的小型医院数量大幅增长,从1988年仅有不到20家,到2007年已经达到了156家。据报道,西班牙全国大约有40%的捐献器官是从小型医院中获取的,相当于每百万人口中有14名捐献者来自小型医院。

西班牙在器官捐献领域取得了巨大的成就,特别是公民逝世后的器官捐献率常年占据全球首位。为了效仿西班牙模式,意大利、葡萄牙等欧洲国家引入并推行了器官移植协调员制度,此后这些国家的器官捐献率呈现上升趋势。

三、其他提高器官捐献率的措施

(一) 注重捐献理念的宣传

西班牙的器官捐献工作深入人心,除了一系列器官捐献政策和制度的大力推进,新闻媒体的持续宣传也不可忽视。西班牙第五电视集团每年都会举办一次器官捐献主题宣传活动——"12个月,12个理由",该活动持续成功地举办提高了社会民众对于器官捐献的科学认识。此外,政府还协同全国器官移植机构在西班牙移民人群中开展系列宣传活动,鼓励更多的移民加入器官捐献队伍。

(二) 打破器官捐献的年龄界限

随着医疗技术的发展,人的平均预期寿命不断提高,高龄逝世者比例越来越高。如果坚持器官捐献年龄界限不变,那么适龄的捐献者将会逐渐减少。从医疗角度而言,器官捐献的年龄要求并没有固定的标准,而是可以根据捐献者的身体状况和具体器官情况来确定。西班牙很早以前就打破了器官捐献者的年龄界限,只要器官符合医学要求,捐献者的年龄将不作为限制条件。目前,60岁以上的老年人群已成为西班牙器官捐献最多的群体,在所有器官捐献者中的占比超过了40%。

四、活体器官捐献

西班牙活体器官移植的数量少于逝世后的捐献器官。根据西班牙媒体的报道,2019

年西班牙全国共进行了 3 423 例肾脏移植,其中活体肾移植为 335 例,约占肾脏移植总数的 10%。

(一)活体器官捐献标准

在西班牙,活体器官捐献者必须符合一系列条件,包括:① 潜在捐献器官者必须在法定的捐献年龄范围内,同时具备完全民事行为能力;② 凡患有智力障碍、精神疾病或其他原因而无法主动、自觉地表达捐献器官意愿者,获取其器官均属于违法行为;③ 未成年人的自愿捐献行为是无效的,不能擅自获取未成年人的器官。为确保捐献者的健康不受捐献行为的影响,必须对可能的器官捐献者进行医学评估与检查,并且由独立于器官移植过程的医生完成捐献者的身体状态评估。

对于活体器官捐献供者与受者之间的亲属或血缘关系,则并无法定要求,陌生人之间可以进行活体器官的捐献与获取。

(二)伦理审查和法律程序

在活体器官捐献前,移植医疗机构必须召开伦理委员会,出具对相关活体供者器官获取手术的批准报告。在实践过程中,由伦理委员会对器官供者和受者双方的医疗记录、捐献知情同意书以及移植协调员的书面报告等进行审查。

活体器官捐献的法律程序也在不断简化,捐献手续在相关文件齐备后即可一次性办理完成。供者器官获取手术需要在得到法官批准同意后至少 24 小时后进行,这也是给活体器官捐献者最后的撤销机会。捐献者在手术前随时都可以改变其捐献意愿,撤销决定不需要经过任何司法程序批准,而且捐献者也无需向医疗机构和器官接受者进行任何形式的赔偿。

五、分析与借鉴

西班牙拥有全球第一的器官捐献率,关键原因在于其独特的器官捐献体系以及完备的器官移植法律,这一体系被称为"西班牙模式"。如果把器官捐献者、ONT、移植协调小组、患者看作节点的话,医院内的移植协调员就是点和点之间紧密相连的线,西班牙设立了以医院为最小单位的协调组织系统,通过将近两百家医院的移植协调员将所有器官供者与受者连接成为一个完整的网络,为 49 家具备开展器官移植手术资格的医院提供器官资源。与西班牙相比,我国的器官捐献体系建设较晚,发展较快。2011 年我国第一个与

ONT 相似的组织 OPO 正式成立,根据《中国器官移植发展报告(2020)》的统计数据显示,截至 2021 年我国已成立了 133 个 OPO。但快速发展的背后是体系的不完善,我国的 OPO 都局限在特定的开展器官移植手术的医疗机构内,大量拥有 ICU 的医疗机构却并没有成立 OPO,这使得很多潜在的器官捐献者因缺乏信息的传递和捐献通道的建立而遗憾地流失。我国可以参考西班牙经验,将器官的获取与移植有效分离,在全国范围内组建更为完善的移植协调网络,鼓励那些仅能获取器官的医疗机构成立 OPO,由政府为其配备移植协调员,并对器官捐献的相关费用实行报销制度。扩大获取器官的医院范围可以有效开拓器官捐献渠道,提高器官捐献数量。随着我国各地区医疗水平的普遍提升,增加器官捐献的医院数量已经具备了实际操作的条件。

(周吉银、刘璐)

第三章
国外器官移植的激励措施

·

一、经济补偿和经济激励的禁止和允许

不同国家、地区和国际组织对器官移植激励措施的规定与措施差异较大。不少国际组织认为器官移植的商业化将导致不公平和不公正的结果,因此反对器官捐献的经济激励。2008年国际器官移植协会在伊斯坦布尔召开大会,在其发布的《伊斯坦布尔宣言》中明确反对器官移植的买卖和商业化,并指出器官移植旅游对全球器官移植的公平性产生了巨大挑战。国际移植护士协会在《器官捐献经济激励声明》中要求禁止对逝世后器官捐献进行经济激励,以避免对捐献者或其家庭产生不恰当的诱导,损害捐献的自主性。美国移植协会在《器官移植伦理声明》中指出器官捐献者及其亲属都不应基于器官捐献行为而在经济上获利。2016年,《伊斯坦布尔宣言》监管组织在《关于给予逝世后器官捐献者亲属支付款项的声明》中强烈反对以捐献器官为条件向捐献者家庭提供丧葬费用。其观点认为,为提高器官捐献数量而给予捐献者亲属丧葬费用或与捐献无关的医疗费用的举措并非慈善,这是不符合伦理的,这种方式以捐献者家庭同意捐献作为提供费用的先决条件,触犯了捐献者的自主权和尊严。

也有一些权威性的国际组织认为对器官捐献行为提供一定程度的补偿是合适的。1986年,国际移植学会(The Transplantation Society, TTS)在《肾移植准则》中规定,捐献人因器官捐献手术与住院而造成的各类经济损失可以得到相应的补偿,并提出捐献人出现任何问题时都应对其提供援助。2008年WHO通过了《人体细胞、组织和器官移植指导原则(草案)》,我国卫生部也于当年印发了该指导原则,其中第五条对捐献行为做出了如下规定:细胞、组织和器官仅限于自由捐献,不得伴有任何形式的货币支付或经济报酬;禁止购买或出售可供移植的细胞、组织或器官;禁止购买或出售的行为不包括补偿捐

献人各类合理且可证实的费用,例如损失的收入,或支付用于获取、处理、保存相关细胞、组织或器官的费用。

还有一些国家和地区明确允许对器官捐献者进行补偿,并且认为数额限定且额度较小的激励措施是合理的。法国通过补助交通费和住宿费的方式为捐献者提供补偿。加拿大则通过失业保险和税收减免等措施给予捐献者一定的激励。新加坡的《人体器官移植(修正)法》(2009 年)规定捐献者可以获得多达 2.6 万新加坡元的医疗福利,而且捐献者的家人无须支付任何与摘取器官的程序和检查有关的费用。

美国医学会认为,提供适度价值和最低水平的激励措施可以合理地提高器官捐献的数量。美国的威斯康星州于 2004 年颁布了一项法律,规定可免除器官捐献者的所得税,同时可减免捐献者或其近亲属的医疗费用。美国 UNOS 将器官捐献的经济激励定义为捐献者本人、家庭或其身后的遗产中所能获得的任何物质性的收益或带有经济价值的回报,其中不仅包括了直接的经济激励,例如现金和税收减免,还包括了间接的经济激励,例如丧葬费补贴和健康保险等。

从目前各国实行器官捐献补偿模式的实践来看,给器官捐献者提供的补偿最主要是经济方面的,其形式包括为捐献者报销因器官捐献而发生的各类医疗费用,以及相应的误工费、差旅费和后续康复等费用;为逝世后器官捐献者的亲属支付合理的丧葬费用;为活体器官捐献者提供带薪休假和医疗保险;通过红十字会或各类基金会等社会机构对捐献者中的贫困群体进行经济救助;对捐献者或其家庭实施税收优惠政策等。

二、国外对器官捐献激励机制的实践

世界上绝大多数国家都把自愿和无偿作为器官捐献的基本原则,并通过立法禁止对逝世后器官捐献实行商业化交易,但对于合理的补偿和激励措施则予以鼓励。很多国家以精神激励作为鼓励器官捐献的首要方式,主要指表扬、表彰和提供荣誉,例如通过各类媒体对器官捐献者或其亲属进行宣传和表彰,为捐献者及其家庭颁发各种形式的荣誉奖章和证书等。还有一些国家如新加坡、以色列和韩国等采取了政策激励的方式,例如优先权激励,主要是给予器官捐献者及其亲属以器官分配的优先权,这种优先权激励类似于献血者的优先用血,即一旦器官捐献者或其亲属需要器官移植时,可以优先获得器官分配。有研究发现,供者优先规则提高了器官捐献的登记率。也有一些国家实行了物质激励的方式,包括补偿因器官移植而产生的相关费用和器官捐献者逝世后的丧葬费用等。

（一）美国的实践

根据 2004 年签署的《器官捐献与促进康复法案》，美国禁止人体器官的出售和有偿获取，但允许在一定金额范围内减免活体器官捐献者的税收。2007 年，美国开始探索建立活体器官捐献者的补偿体系，其做法是为捐献者提供一定数额的经济补偿，如 2010 年美国给每一位肾脏捐献者提供约 2.15 万～4 万美元的补偿，人均为 2.87 万美元。

美国对肾脏捐献的补偿采用双轨制的方式：如果捐献者将器官捐献给亲属、朋友或指定的第三人，将可以获得包括健康保险、因捐献产生的交通费、住宿费和工资损失等在内的直接补偿；如果捐献者将器官捐献给等待名单上的其他患者，那么除了健康保险、交通费、住宿费和误工费以外，还增加了税收补贴和减免学费等间接补偿。这种补偿模式的目的在于鼓励捐献者更多地考虑帮助陌生的患者。1996 年《器官捐献卡纳入法》确定了用于器官捐献宣传与组织的费用可通过所得税的方式进行减免。《政府组织与雇员法》第三部分还规定了捐献活体器官的雇员每年可享受 30 天的带薪休假。

美国对器官捐献者设定了补偿的范围，捐献者可以在这个范围内选择对个人有利的内容。例如没有工作相关健康保险的人可以选择获得健康保险，而有健康保险的人则可以选择税收的减免。

由于设立了补偿制度，为避免器官捐献者更多的是出于获得补偿的意愿而捐献自己的器官，美国要求对接受补偿的器官捐献者进行相对于无偿捐献者更为严格的检测。这些检测包括强制性病毒间隔检测、捐献动机研究、心理测试和潜在捐献者补偿稳定性测试等，用以评估捐献者的心理和生理是否处于一种稳定且健康的状态。

（二）西班牙的实践

西班牙通过不断立法来规范对器官捐献者的权益保护和利益补偿。对于器官捐献的激励问题，西班牙通过法令提出了既有原则性，又具一定操作性的对策。一方面，坚持器官捐献的无偿原则，不支持为器官捐献者提供经济补偿；另一方面，出台了一系列保障措施，避免捐献者及其家庭因器官捐献而产生经济负担。

西班牙对器官捐献的激励措施主要是由政府为器官捐献者提供保障，将因器官捐献而发生的医疗费用纳入医疗保险的范围。西班牙第 30 号法令对器官捐献中的经济行为进行了规范，包括通过多种补偿方式和渠道确保器官捐献者及其亲属不会因捐献行为而产生任何与医疗相关的费用，免除器官受者在移植过程中发生的与器官相关的直接费用。此外，对于活体器官捐献者，政府还会为其进一步提供术后康复阶段的医疗保健服务。

西班牙通过国家立法的形式，致力于消除器官捐献无偿原则与补偿制度的冲突，在鼓励器官捐献的总体方针下达成无偿与补偿在实践层面的和解。

（三）新加坡的实践

2009年，新加坡通过了《人体器官移植法》修正案，规定活体器官捐献者可以在器官捐献后得到最高达2.6万新加坡元的补助费用。新加坡肾脏基金会设立了专项援助基金以配合这项修正案，并向器官捐献者公布了资助细节以及相应的权利和义务。基金会从储备金中拨款设立肾脏活体捐献者专项援助基金，为肾脏捐献者特别是其中的经济困难者提供补偿和保障费用。基金会通过对捐献者进行严格的审查，根据其经济状况确定不同的补偿金数额。尽管该修正案在通过前经历了激烈的讨论，但包括议员和公众在内的大多数人认为给予捐献者合理补偿的做法是公平的，这一措施保障了供者与受者双方的利益。

尽管对活体器官捐献者进行经济补助仍存在争议，但新加坡的做法为器官捐献的激励措施提供了一种新的实践方案，其实践结果无论利弊都可以为我们制定相关政策提供参考。

三、分析与借鉴

在无偿捐献原则以及无偿捐献模式的基础上，美国、西班牙和新加坡等国基于其本土的文化、宗教和社会现状，探索并建立了不同的器官捐献激励补偿制度。美国和西班牙以立法的形式对器官捐献中的激励和补偿进行规范，并通过有效的激励补偿措施提高了公民捐献器官的意愿。在当前我国公众对器官捐献认知尚不充分，自愿捐献意识仍不强烈的情境下，借鉴他国经验建立适合我国国情的补偿机制，可能会对提升公众器官捐献意愿，提高器官捐献率产生一定的积极作用。但其难点也恰恰在于如何明晰激励补偿与器官买卖的界限。这需要我们从我国自身的思想文化内涵和社会经济背景出发，解构传统观念，消解定势思维，探讨、辨析器官捐献合理补偿的伦理依据，探索符合当代社会价值观的补偿激励体系并付诸实践。

（周吉银、刘璐）

第四章
我国器官移植伦理实践规范化建议和展望

    自 20 世纪全球首例亲属活体肾移植成功开展至今已七十多年,但器官供给远少于器官移植的需求,仍是世界各国所共同面临的难题。目前我国的移植器官来源主要是公民逝世后的器官捐献,截至 2022 年年底,我国已完成公民逝世后器官捐献 4 万余例,累计捐献器官超过 12 万个。虽然从捐献器官的质量而言,活体器官比逝世后捐献器官拥有更多的优势,但由于活体器官捐献将不可避免地损伤供者的身体健康,因此在伦理上一直面临挑战。

    我国对器官移植实行严格的法律监管,并形成了具有特色的管理模式,主要包括大力推广公民逝世后器官捐献,严格规范活体器官移植,严禁器官买卖,对开展器官移植的医疗机构实行准入制管理等。经过近几十年的发展,我国器官捐献和移植事业取得了巨大的成就。根据 2023 年中华医学会器官移植学年会报道的数据,2022 年我国完成公民逝世后器官捐献 5 628 例,获得捐献器官 17 557 个,全年器官移植手术达到 20 225 例。但在移植技术和移植数量攀升的同时,我国的器官移植工作也存在诸多有待完善的地方,例如政策法规对器官移植伦理工作的要求和指导不够完善,器官移植伦理审查标准和流程不够清晰,活体器官供者权益仍有待探讨并强化,等等。此外,在脑死亡判定、器官捐献补偿等存在争议的领域,仍有很多理论与实践上的问题有待深入研究和探讨。

一、器官移植伦理实践的规范化建议

(一) 完善器官移植伦理审查相关政策、法规和制度

    从 2003 年发布《深圳经济特区人体器官捐献移植条例》开始,我国就一直在器官移植法制化的道路上稳步迈进。《人体器官移植条例》等法规的建立为规范我国人体器官移植,保障器官移植医疗质量,维护器官供者和受者的权益奠定了坚实的基础。此后,《人体

器官捐献登记管理办法》《人体捐献器官获取与分配管理规定》《中国人体器官分配与共享基本原则和核心政策》等一系列规章制度的制定进一步推动了我国器官捐献和分配的良性发展。

尽管我国已经建立了相对独立和完整的器官移植法制体系，但是在开展器官移植工作的过程中，尤其是在器官移植伦理实践中，仍有很多工作需要通过政策、法规和制度的完善进一步加以明确和规范。

首先是伦理委员会的组织和构成。现行法规和规章对器官移植伦理委员会的组织架构要求比较简单，仅规定医疗机构应当建立人体器官移植技术临床应用与伦理委员会，委员会的组成包括医学、法学和伦理学等方面的专家，此外强调了委员会中从事人体器官移植的医学专家不超过委员人数的四分之一。而在委员人数、隶属关系和性别，以及委员会职务设置等基本组织结构方面未提出要求，在审查会议法定人数、保密规定等方面也未提出指导性意见，在利益冲突回避方面甚至还存在规则的矛盾——活体器官移植伦理审查既要求回避利益冲突，又要求全体委员一致同意方可批准摘取器官。这些基本要求和规则的缺失甚至矛盾使器官移植伦理委员会的组成依据不完整，组织规范不严谨，各医疗机构在实践中往往根据自己的理解组建伦理委员会并制定章程和制度，造成各委员会组织架构差异较大，组织规则不够完善的现状。

其次是伦理审查监督的范围和要求。根据器官移植的流程，尸体器官（公民逝世后捐献器官）移植包括捐献、分配和移植3个环节，而活体器官移植由于是定向捐献，因此包括捐献和移植两个环节。目前法规要求在摘取活体器官前或尸体器官捐献人死亡前由医师向伦理委员会提出摘取器官审查的申请，伦理委员会对捐献人的捐献意愿、器官配型和接受人适应证是否符合规范等事项进行审查，即伦理审查的范围包括捐献和移植两个环节。活体器官移植时，摘取和植入器官的两台手术都在一家医疗机构内完成，该医疗机构的伦理委员会可以通过一次审查会议完成对捐献和移植两个环节的审查，操作时职责清晰，流程明确。但在开展公民逝世后捐献器官的移植时，常常会出现捐献和移植分别在两家不同的医疗机构中实施的情景，这时就会产生由谁负责伦理审查的困惑：实施器官摘取的医疗机构由于不具备器官移植资质，往往不设有器官移植伦理委员会，而实施植入手术的医疗机构其伦理委员会又很难对捐献环节进行有效的伦理审查和监督。明确"由谁审"和"怎么审"的问题对于伦理审查真正起到实效而非流于形式是十分重要的，因此亟需完善相关的规范和要求。

第三是伦理审查的方式和流程。归纳现行法规、制度对器官移植伦理审查方式和流程的规定时会发现相关要求和内容缺失较多，指导意义不强。对伦理审查方式，仅明确了活体器官移植必须进行会议审查,对于能否采用快速审查或简易审查的方式,是否可以采取主审工作制,是否可以组织非现场会议审查,针对突发的尸体器官捐献在无法及时审查时如何处置等问题均没有规范性要求可供参照。对伦理审查流程,仅对活体器官移植提出了投票签字、出具书面意见、会议记录存档,以及跟踪审查术后72小时内手术报告的要求,对于尸体器官捐献和移植的审查流程、长期随访跟踪审查、不良事件报告、接受患者申诉等方面则均未提及。由于上位伦理审查规范的缺失,导致目前器官移植伦理审查工作普遍存在规则不清、流程简化、台账不完整和无法实现全流程监督管理的缺陷。

综合以上分析,建议制定全国统一的器官移植伦理审查指导原则或管理办法,对伦理委员会组织、伦理管辖范围、伦理审查的方式、流程和内容、捐献意愿和知情同意,以及监督管理等方面进行全面规范并提出具体要求。

(二) 加强医疗机构器官移植伦理体系建设

开展器官移植的医疗机构应建立完整的伦理治理体系,以规范器官移植的伦理实践,促进器官移植工作健康有序地开展。器官移植伦理治理体系应涵盖伦理管理、伦理运行和质量控制等内容,以对伦理实践形成全方位和全流程的覆盖。

医疗机构应建立清晰的伦理管理结构,包括伦理委员会的主管领导、上级组织、下设机构和协作部门;为伦理委员会提供明确的组织依据,包括委员会组建、主任委员任命、办公室设置和工作人员聘任;以正式文件的形式保障伦理委员会工作的独立性,并提供必要的场地、设备和经费支持;对伦理委员会开展必要的经费审计。为配合上述工作,医疗机构可以制作器官移植伦理管理结构图,下发伦理委员会组建和任命文件,为伦理办公室设置独立的资产管理和财务预算单位,并将器官移植伦理委员会纳入医疗机构整体的委员会管理体系和内控体系之中。

器官移植伦理委员会应建立完备、规范的运行体系。首先需要制定伦理委员会的章程和制度。章程是对委员会基本纲领和行为准则的概述,一般包含组织依据、组织宗旨、组织性质、管辖机构、职责范围、权利义务、人员架构、组织程序、运作规范和监督管理等各项具体内容;制度是对委员会运行规则和运作模式的描述,内部制度包括工作制度、岗位职责、经费管理和培训管理等内容,外部相关制度则包含组织管理、经费审计和质量管理等内容。伦理委员会的章程和制度应严格依照我国器官移植相关法律法规及所属医疗机构的规章和要求来制定,一方面要符合发展趋势,确保质量,另一方面也要贴合实际情况,保证效率。其次需要建立良好的伦理办公室工作机制,以有序开展日常工作。办公室的工作内容应包括组织伦理审查,开展伦理培训,接受伦理咨询,建立并管理各类文件档案,负责伦理事务的内部沟通和外部交流,并为医疗机构器官移植相关制度或工作提供建议。

对于伦理委员会的运行尤其是伦理审查,医疗机构应进行质量评估和管理,以使伦理治理体系形成闭环。但是伦理质量控制体系是整个伦理体系建设中的难点。这是因为医疗机构常设的质控部门主要针对医疗质量和安全、医疗效率、服务质量、运维保障等方面开展工作,对伦理审查鲜有涉及。即便医疗机构将伦理质控强行纳入质控部门的统一管理之下,也会因质控部门缺乏伦理专业人员而使工作流于形式。解决方案一是增加伦理专业人员,但这一方案会增加管理成本,且相对于岗位工作量而言效益太低,可操作性不强;二是考虑引入外部服务,由第三方提供质量评估和反馈服务,但是目前可提供此类服务的第三方机构和市场尚不成熟;三是由上级管理部门以检查、督导等形式提供一定的质量评估,这需要得到相关管理部门的重视和支持。

(三)提升器官移植伦理委员会审查能力

器官移植伦理委员会自身能力建设是保障伦理审查质量、维护器官移植供受双方安全和权益的重要手段。伦理委员会应通过制定 SOP、规范审查流程、提升委员能力、开展合作交流等方式全面开展自身能力建设。

SOP 是伦理工作的程序依据文件和流程指导文件。在医疗机构的伦理委员会中,人体试验伦理委员会由于法规制度要求明确,工作体系成熟,合作交流频繁,一般都已制定了 SOP,且各委员会的 SOP 格式和内容基本一致。但是我国大多数器官移植伦理委员会因为多种原因目前尚未制定 SOP,由此造成不同的委员会审查流程有差异,审查内容不统一,工作表格不一致的现象。伦理委员会应针对这一缺陷,结合自身工作流程尽快制定SOP。器官移植伦理委员会的 SOP 应涵盖委员会工作的全部要素和流程,包括委员会的组成、保密协议和利益冲突声明、委员会成员的培训、移植申请送审的管理、逝世后器官捐献与移植的审查、活体器官移植的审查和跟踪审查、评审表的使用、会议审查和会议记录、档案管理、文件保密、实地访查、沟通记录、患者申诉的受理、接受稽查和视察等章节,必要时还可增加紧急会议、非现场会议、独立顾问的选择等内容。SOP 的格式应实现标准化,每个 SOP 可由标题、目的、范围、职责、流程图、细则、附件和版本历史等组成基本框架①。此外,SOP 还应包含所有的伦理工作文档和表格,如 SOP 模板、委员简历模板、委员评估表、培训记录表、保密协议、利益冲突声明、送审文件清单、伦理审查申请表、预审意见通知、主审工作表、跟踪审查评审表、独立顾问咨询表、会议议程模板、会议签到表、审查表决

---

① 可参考本书"附录 活体器官移植的审查标准操作规程"。

票和伦理审查决定等。伦理委员会的工作流程应严格按照 SOP 的细则执行,如果在工作过程中发现问题,则应根据实际情况修订 SOP,使工作流程和 SOP 相一致。

委员的审查能力决定了伦理审查质量,因此委员审查能力建设是伦理委员会的工作重点之一。伦理委员会及办公室应为委员提供充足的培训机会,使委员在各自专业领域知识背景的基础上,进一步提升综合分析、判断和处理复杂伦理问题的能力,对知情同意、获益风险等方面做出尽可能准确的评估,确保供者真实意愿得到尊重,确保供受双方的整体获益大于因身体、经济、心理等问题产生的所有风险。培训内容应涉及器官移植的各个主要方面,例如器官移植技术、移植伦理发展、器官移植相关法规政策、伦理委员会建设、伦理审查实践、知情同意和隐私保护等。此外,各家器官移植伦理委员会之间相互的学习、交流和观摩也是重要的培训方式。培训应制定计划并定期开展,必要时还可以组织测试以检验培训效果。

由于我国器官移植伦理委员会机构数量总体较少,专职工作人员占比较低,再加上器官捐献和移植具有一定的敏感性等原因,目前行业内的合作交流机会较少,而各伦理委员会又在现有法规制度的规定下形成了各自不同的工作流程和审查标准。这一现状不利于伦理审查质量的统一及审查水平的提升,甚至出现了一些"同案不同判"的现象,引起了公众的疑惑。虽然伦理审查的决策是每一名委员基于各自的人生观和价值观所做出的符合自己良心和道德标准的评价,不具有绝对的统一性,但是对于一些重大伦理问题的辨析还是应符合我国的基本国情以及普遍的社会道德观念,伦理委员会的决策不能因为审查能力的差异甚至是医疗机构或医务人员的利益冲突而产生偏差。要解决这个问题,需要每家伦理委员会把提高伦理审查能力作为共同的建设目标,主动开展合作交流,不怕暴露问题,敢于提出问题,通过外部交流借鉴有益经验,弥补自身缺陷,研讨共性方案,形成行业共识,促进伦理审查质量的一致性,消弭伦理审查结果的巨大差异。

(四) 推动器官捐献与移植的科普和宣传

面向社会公众的科普和宣传是推动器官移植事业发展的重要一环。尽管经过多年推广,有意愿捐献器官的人群数量逐步扩大,但器官捐献与移植的科普和宣传工作仍存在缺乏整体规划、途径较为单一、内容和形式不够丰富等问题。

面对复杂多样的信息来源,公众对某一事物容易形成碎片化的感知和片面化的理解。尤其当科学的宣传和积极的观点在各种媒体中缺位时,一些错误的、负面的声音往往会影响公众的认知和判断。由于传统观念的影响以及技术本身的复杂,器官捐献与移植更需要建立科普和宣传的整体规划,以减少信息隔阂,消除知识壁垒,形成积极正向的舆论氛围,培养公众的正确认知。

　　首先,要保障科普和宣传主体的多样性。OPO是器官捐献重要的宣传"点",但OPO的宣传往往是有针对性的、一对一的行动,如果不重视面向广泛受众或者定向人群的宣传"面",使公众缺乏器官捐献的认知基础,那么OPO对潜在捐献者的宣传就只能是一种临时抱佛脚式的游说,不仅成功率低,还会引起对"劝捐"的质疑。器官捐献的广泛性宣传是目前亟待加强的工作,需要建立政策引领、政府支持、多方参与的模式,积极调动医疗机构、社区、学校、各种社会组织和专业团体作为实施主体加入器官捐献的科普和宣传工作。

　　其次,要形成科普和宣传形式和途径的多样性。有些国家采取多种形式开展器官捐献宣传和教育的实践值得借鉴,例如设立国家器官捐献日并举办各类宣传活动,在中学阶

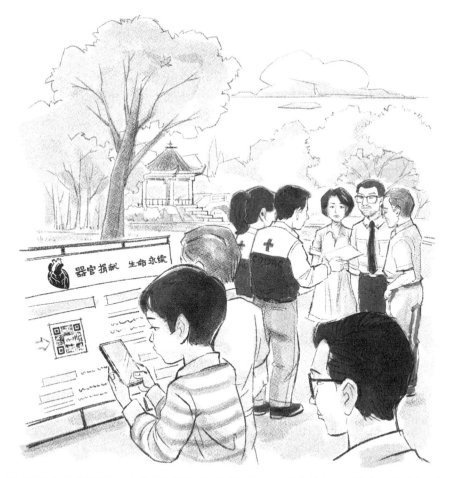

器官捐献与器官移植的公共教育需要国家的整体规划,以及社会的广泛动员、组织和参与。如何成为捐献者、支持家人的捐献意愿、器官分配的原则、移植技术的应用……关于器官捐献与移植的科普和宣传亟需深入展开。

段引入器官捐献的普及性教育,邀请国家公众人物开展公益性宣传等。通过这些措施可以改善公众对器官捐献的态度,加深对器官移植的理解。除了传统媒体,利用新媒体进行宣传应得到更多的重视。尝试运用多种宣传手段特别是各种新媒体平台和网络直播等新型媒介,可以为更广泛的人群了解器官捐献的意义及其实现方式搭建信息通道,使器官捐献与移植的相关知识得到更为有效的传播。

二、器官移植伦理实践中遇到的问题及展望

(一)脑死亡问题

脑死亡是指全脑功能包括脑干功能不可逆的终止。由于脑死亡时心脏还未停止跳动,全身各主要器官还能维持血液灌注,此时摘取移植器官对于保障器官质量,提高器官存活率而言是最为理想的。因此以脑死亡作为死亡判定标准有利于提高器官移植的质量,避免捐献器官的浪费。但是,正是因为与器官移植的密切关系,脑死亡也常常遭到质疑:确立脑死亡标准的意义究竟是为了获得高质量的器官,还是为了更科学地判定人的死亡? 如果确立脑死亡标准的目的是为了器官移植,是否太过功利? 要理清这个问题,首先必须明确的是,器官移植只是脑死亡标准确立带来的结果,而不是其动机。确立脑死亡标准的意义更多是为了规范急救医学抢救原则、权衡医疗资源投入,是对现代医学死亡标准的完善和补充。因此从事物的客观规律看,脑死亡是因,器官移植是果,两者的因果关系不能颠倒。其次,必须明确在实践操作过程中,只有当潜在的器官捐献者经积极治疗无效而发生脑死亡后,才能进行器官的摘取。任何为获取器官而消极救治,坐等脑死亡出现的行为都是有悖于伦理,甚至是违法的。

目前全球已有近百个国家和地区承认了脑死亡,包括立法确定脑死亡标准的美国、法国、德国、日本、芬兰等国,以判例等认可脑死亡临床应用的英国、瑞士、奥地利等国。其中,美国、日本、芬兰、瑞士和奥地利等国同时接受心脏死亡和脑死亡两种死亡判定标准。

我国对脑死亡判定的理论研讨与临床实践始于 20 世纪 70 年代。1986 年,医学界起草《脑死亡诊断标准(草案)》。2003 年卫生部公布《脑死亡判定标准(成人)(征求意见稿)》和《脑死亡判定技术规范(征求意见稿)》[①]。经过近十年的临床实践和基础研究,国家卫生计生委脑损伤质控评价中心从 2013 年起先后制订了《脑死亡判定标准与技术

---

① 　卫生部脑死亡判定标准起草小组:《脑死亡判定标准(成人)(征求意见稿)和脑死亡判定技术规范(征求意见稿)》,《中华医学杂志》2003 年第 83 卷第 3 期,第 262—264 页。

规范(成人质控版)》①和《脑死亡判定标准与技术规范（儿童质控版)》②,成为我国首份脑死亡判定行业标准。2019年,国家卫生健康委修订并出版了《中国成人脑死亡判定标准与操作规范(第二版)》③和《中国儿童脑死亡判定标准与操作规范》④。在对脑死亡的判定中,我国采用了较为保守的标准,将脑死亡定义为：深昏迷、脑干反射消失和无自主呼吸,且必须经脑电图、短潜伏期体感诱发电位和经颅多普勒超声中的两项进行确认。

尽管国家卫生健康管理部门制定了较为完善的脑死亡判定标准与操作规范,但是由于传统文化冲突、社会功利权衡及不当应用带来的巨大危害等多种原因,我国(香港、澳门特别行政区及台湾地区未统计在内)并未对脑死亡进行独立立法,相关的法律法规中也未对脑死亡有明确界定,这使得在判定脑死亡的过程中,无论是亲属的选择权还是医生的操作规范都缺少了法律的支持。在器官移植领域,目前我国公民逝世后器官捐献的临床操作实行的是3类死亡判定标准,即中国Ⅰ类、中国Ⅱ类和中国Ⅲ类。其中,中国Ⅰ类是脑死亡后器官捐献,指潜在捐献者经医学评估达到脑死亡标准,且亲属认可脑死亡作为死亡判定标准后进行器官捐献;中国Ⅱ类是心脏死亡后器官捐献,指潜在捐献者经医学评估未达到脑死亡标准,但具有不可逆脑损伤,已无继续治疗的意义,在亲属同意放弃治疗的前提下撤除生命支持措施,经医学评估达到心脏死亡标准后进行器官捐献;中国Ⅲ类是脑-心双死亡后器官捐献,指潜在捐献者经医学评估达到脑死亡标准,但亲属不认可脑死亡作为死亡判定标准,在亲属同意放弃治疗的前提下撤除生命支持措施,达到心脏死亡标准后再进行器官捐献。在现阶段的实践中,器官捐献通常会基于心脏死亡(中国Ⅱ类)和脑-心双死亡(中国Ⅲ类)的标准,因为这两者与心脏死亡判定标准相一致,不存在任何法律风险。而脑死亡虽然已在器官捐献的死亡判定标准中被单独列为一类(中国Ⅰ类),但由于没有明确的法律认可,因此仍处于模糊地带。尽管目前没有司法案例将脑死亡后的器官捐献进行定罪,但是将脑死亡作为死亡判定标准的法律风险仍然是存在的。

---

① 国家卫生计生委脑损伤质控评价中心：《脑死亡判定标准与技术规范(成人质控版)》,《中华神经科杂志》2013年第46卷第9期,第637—640页。

② 国家卫生计生委脑损伤质控评价中心：《脑死亡判定标准与技术规范(儿童质控版)》,《中华儿科杂志》2014年第52卷第10期,第756—759页。

③ 国家卫生健康委脑损伤质控评价中心,中华医学会神经病学分会神经重症协作组,中国医师协会神经内科医师分会神经重症专业委员会：《中国成人脑死亡判定标准与操作规范(第二版)》,《中华医学杂志》2019年第99卷第17期,第1288—1292页。

④ 国家卫生健康委脑损伤质控评价中心：《中国儿童脑死亡判定标准与操作规范》,《中华儿科杂志》2019年第57卷第5期,第331—335页。

从发展器官移植事业的角度,脑死亡普遍立法或单独为器官捐献立法都将有助于纾解摘取脑死亡捐献者器官的困局,因此呼吁脑死亡立法的声音从未间断。但值得注意的是,希望通过法律条款认可脑死亡作为死亡判定标准,并非是对脑死亡和器官移植两者因果关系的颠倒,而是在消除了脑死亡相关不利影响和后果的基础上,对于死亡判定的一次科学上的重大推动。所以,呼吁脑死亡立法,不能将目光局限于脑死亡为器官移植带来的收益,而应重点研究并解决如何消弭传统文化嫌隙并获得社会普遍认同,如何构建严密治理体系以消除功利取向,如何建立严格操作规范以避免不当应用。

(二)器官捐献补偿问题

为器官供者提供合理补偿与防止器官买卖始终是一对矛盾,其伦理争议主要体现在两个方面:一是补偿的目的是什么,是为了促进器官捐献,还是仅仅为了弥补器官供者因为捐献器官行为而造成的经济损失;二是补偿与买卖的界限在哪里,究竟多少金额,何种方式才算是补偿而非买卖?

尽管每次谈到为器官供者提供补偿时,总会把弥补供者损失作为其出发点,因为这样既符合伦理的无偿原则——即捐献的器官本身必须是无偿的,又不会引起涉及器官买卖的争议。但不可否认的是,促进器官捐献意愿,提高器官捐献率同样是为器官供者提供补偿的原始动力之一。很多研究及相关结果都证实了提供补偿与促进器官捐献率上升有关,说明提供补偿会不可避免地影响公众的器官捐献意愿。因此无论从主观意识还是客观结果来看,补偿器官供者与提高捐献器官的数量都是共生共存的,不能因为片面理解器官捐献的无偿原则而强行将两者割裂。为器官供者提供合理补偿从而促进了器官捐献这一事物本身并未违背器官捐献的无偿原则。因此,对于提供补偿的目的与动机的辨析不应局限于被片面解析的伦理原则,而应综合其原则、过程和结果来理解。促进公众捐献意愿,提升器官捐献数量,为更多的患者提供生存的机会,同时弥补器官供者的损失,为供者提供合理的经济补偿是符合公众普遍道德认同的。

为器官供者提供补偿本身是合乎伦理道德的,其争议更多的是来自补偿的界限和范围。补偿不同于买卖的关键就在于是"补"而非"卖",任何超出"补"的范畴的行为都可能被视为"卖"。提供补偿的措施通常会被表述为"合理的"补偿,也正是基于要把补偿限制在"补"的范围内。可见"合理"是补偿获得伦理辩护以及公众认同的核心因素。明确合理补偿与器官买卖的界限对于制定补偿政策,推行补偿措施而言至关重要。根据世界各国的经验,为公民逝世后捐献器官提供的补偿主要集中在因捐献行为而产生的医疗费用以及供者逝世后的丧葬费用方面,对于供者亲属的精神补偿则因其可能涉嫌器官买卖而很少涉及;对活体器官供者的补偿则聚焦于因器官捐献而产生的医疗费用、误工等实际损失以及身体、精神康复方面的费用。此外,一些国家通过立法的形式将补偿政策合法化,以避免陷入无休止的争论。

我国对捐献器官的相关医疗费用实行全部免费的政策。《人体器官移植条例》中规定摘取和植入器官的手术费、保存和运送器官的费用以及其他相关的医疗费用只能向器官接受人收取,而不得向捐献人收取任何费用。此外,《中国人体器官捐献试点工作方案》①提出,通过国家和省级红十字会分设两级人体器官捐献办公室,分别建立和制定激励和救助机制,对困难捐献者亲属实施救助。目前各省市主要的救助措施是由民政部门承担器官捐献者的基本丧葬费用。这些政策和方案为器官捐献者提供了最为基本的保障,但仍存在一些问题值得探讨。例如对活体器官捐献者而言只是减免了医疗费用,其他如误工等损失以及后续的康复费用只能自己承担,或者通过家庭互助的形式由受者负担,缺少其他途径的补偿,即便是医疗费用其实也是由受者支付的,可见对活体器官捐献的补偿仍属于家庭内部自行解决的范畴,缺少外界的支持。而对于丧葬费用的补偿,目前是以困难救助的定义和方式去执行的,既模糊了合理补偿的正义性,也带来了一定程度的操作难题——什么样的情况属于困难,需要救助? 针对这些问题,建议通过捐献试点工作方案构建更为合理和完善的器官捐献补偿体系,一是拓宽器官移植筹资渠道,为活体器官捐献者提供必要的,符合当地经济水平的误工和康复补偿;二是明确为逝世后器官捐献者提供合理的丧葬费用补偿,费用标准可以根据不同地区的经济水平进行讨论和确定,并跟随经济发展做适时的调整。器官捐献的合理补偿是慎重的,也是必要的,需要把握尺度,有条不紊地持续推进。

(三) 扩大移植器官来源问题

器官供给与需求的矛盾始终是器官移植面临的最大挑战。目前可供移植器官的短缺是由多种原因造成的,对人体器官来源的限制是其中一个重要的影响因素。限制人体器官来源包括政策和制度的直接限制和间接限制,前者主要是对活体器官捐献设置准入门槛并限定供受关系,后者则是将近亲属同意权作为公民逝世后器官捐献的决定依据之一。虽然这些限制条件的设置起到了保护弱势人群,防范器官买卖以及维护近亲属权益的作用,但同时也减少了器官捐献的数量,加深了器官供需矛盾。

根据《人体器官移植条例》,公民逝世后捐献器官的限制条件为捐献者应具有完全民

---

① 中国红十字总会与卫生部于 2012 年联合发布了《中国人体器官捐献试点工作方案》(中红字〔2012〕39 号)。

事行为能力,这是对公民能够完整且自主表达捐献意愿的保护。虽然目前存在一些关于具有部分民事行为能力的人是否适合逝世后捐献器官的讨论,例如轻度精神疾病患者在其具有民事行为能力的时刻所表达的器官捐献意愿能否得到认可,但是尊重人的自主权是器官捐献的基本伦理原则,在当前对部分民事行为能力的界定及评判仍存在一定困难的情况下,这类人群并不适宜作为器官捐献的潜在对象。当公民具有完全民事行为能力时,有两种法定情况可以决定其捐献器官的意愿,一是公民本人生前同意捐献器官,二是公民本人生前未明确表达不同意捐献,逝世后其配偶、成年子女和父母可共同代其表达同意捐献的意愿。第二种情况属于推定同意,绝大多数公民生前都不会特意表达不同意捐献器官的决定,因此实际操作中仅涉及其近亲属的知情同意,判定过程相对简单。第一种情况属于本人同意,尽管从字面上理解只需捐献者本人生前表达过同意的意愿,捐献即可成立,但在实际操作过程中由于还需得到近亲属的共同同意,因此常常出现因近亲属不同意而导致器官捐献无法实现的结果。近亲属的共同同意权已成为器官捐献的阻碍因素之一。公民本人的同意权能否成为其器官捐献的唯一决定权,维护近亲属的共同同意权究竟是为了尊重近亲属的权利还是为了避免获取器官时的纠纷,这些问题需要理清和辨明。从法律意义上赋予公民本人的同意权为绝对同意权是可行的,当然还需同时辅以宣传和教育,使近亲属的意见不再成为公民捐献器官的阻碍因素,这将会成为减少人体器官来源限制的有效途径。

《人体器官移植条例》和《关于规范活体器官移植的若干规定》对活体器官捐献进行了年龄、民事行为能力和供受关系的限制。其中年满 18 周岁以及具有完全民事行为能力的要求保护的未成年人和其他不具民事行为能力的弱势人群,是必要且无须辩驳的。而对于供受关系的限制,尽管在实质上起到了防止器官买卖的作用,但也减少了活体器官捐献的数量。而且随着我国经济和社会发展的变革,传统家庭模式已发生巨大变化,家庭成员数量减少,可进行活体器官捐献的直系亲属也将越来越少。是继续坚持现有的供受关系限制,将严格限定活体器官受者范围作为除刑法处罚外防范器官买卖的唯一有效途径,还是参考其他国家在法律上许可非亲属间进行活体器官捐献和移植,同时通过严格审查知情同意,实行活体器官统一分配,严厉打击器官中介等多种措施综合防范器官买卖,还需要进一步探索。值得一提的是,防止器官买卖是活体器官捐献的基本原则,只有措施到位,防范有效,才可以尝试放宽器官捐献要求,扩大捐献器官来源。

(周吉银、江一峰)

附录

活体器官移植的审查标准操作规程

一、目的

本 SOP 的目的是描述伦理委员会如何审查送审的活体器官移植案例。

二、范围

本 SOP 适用于活体器官移植的案例。

三、职责

指定的主审委员应在规定期限内完成审查，并在后续的审查会议上阐述审查意见。

伦理委员会秘书负责接受、核对和处理移植案例的文件资料和证明材料，并负责将每个案例建档，并将审查结果通知送审者。

四、流程图

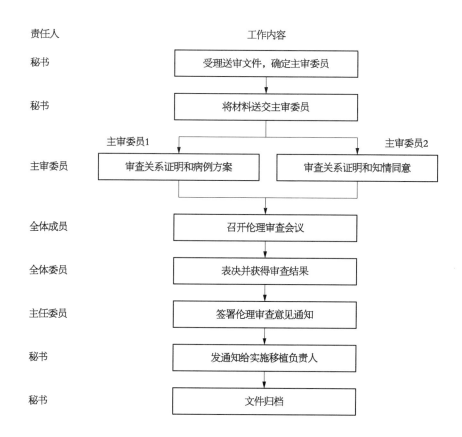

责任人	工作内容
秘书	受理送审文件，确定主审委员
秘书	将材料送交主审委员

主审委员1　　　　　　　　　　　　　　　主审委员2

| 主审委员 | 审查关系证明和病例方案 | 审查关系证明和知情同意 |

全体成员	召开伦理审查会议
全体委员	表决并获得审查结果
主任委员	签署伦理审查意见通知
秘书	发通知给实施移植负责人
秘书	文件归档

五、细则

1. 秘书受理案例

● 核对所递交文件资料（包括打印版和电子版）及证明材料（包括原件和复印件）的完整性，应符合活体器官移植审查文件的要求。确保所需文件资料和证明材料均没有遗漏。

● 检查伦理审查申请表是否填写完整，是否经负责人签名。

● 在申请表中相应位置为案例编列序号。

● 送件人在送审文件清单上列出所有递交文件的清单并注明各份文件的版本号或日期，并由收件人和送件人签署姓名和日期。

- 将送审文件清单复印,原件与送审文件一同保存,复印件交送件人。
- 秘书推荐两名委员,包括一名医学专业委员和一名非医学专业委员作为主审委员,经主任委员批准后,秘书电话联系,确定评审及出席会议事宜。
- 秘书为主审委员各准备一份送审文件和评审表。
- 秘书将准备好的审查文件放入审查文件袋,送交主审委员。

2. **主审委员审查移植案例**

主审委员对送审文件进行审查。

- 指定的主审委员应在指定的期限内完成审查,并按时出席会议。
- 主审委员若发现审查资料存在缺项、遗漏等各种问题,应及时与秘书组联系。
- 对送审文件进行逐项审查。
- 医学专业委员重点审查关系证明和病例方案,非医学专业委员重点审查关系证明和知情同意。
- 审查关系证明的要点包括:供者和受者所提供的材料是否真实、合法,双方关系是否合法;有无买卖或者变相买卖人体器官的情形;如果对书面材料存在疑问,可以请秘书组通过电话、函询等方式进一步提供资料。
- 审查病例方案的要点包括:器官的配型和受者的适应证是否符合人体器官移植技术管理规范;供者的身体和心理状况是否适宜捐献;摘取器官是否对供者健康产生影响,应确认捐献器官不会影响供者的正常生理功能;实施移植的医疗团队资质。
- 审查知情同意的要点包括:供者的捐献意愿是否真实;受者的接受意愿是否真实;供者和受者对移植手术、远期风险、术后需长期治疗以及可能需要负担的经济支出是否知情并同意;必要时可以通过心理评估判断供者是否适合捐献器官。

3. **召开伦理委员会委员会议**

- 主任委员或由主任委员指定的委员主持会议,按"SOP-伦理委员会会议议程和会议记录"召开会议。
- 移植案例负责人报告移植方案和知情同意情况。
- 主审委员报告审查意见。
- 其他委员参与对关系证明、病例方案、知情同意等内容的讨论。
- 会议主持人总结意见和建议,并动议做投票表决。表决结果可以是:

(1)同意。无异议全票通过,同意摘取器官并实施移植。

(2)补充资料后重审。根据会议意见进行必要的资料补充后经全体委员会再次审查。

（3）不同意。不得摘取器官并实施移植。

- 对于"同意"的案例，应讨论决定跟踪审查的频率，记录于会议记录中，同时书面通知负责人。

- 对于"补充资料后重审"的案例，应讨论并给出详细的要求，记录于会议记录中，同时书面通知负责人。

- 对于"不同意"的研究方案，应讨论并给出不同意的详细理由，记录于会议记录中，同时书面通知负责人。

4. 通知审查结果

- 秘书组根据伦理委员会会议所做的决议撰写伦理审查意见通知。

- 审查结果为"同意"，签署审查意见通知，内容应包括：伦理委员会的审查结果，批准实施的移植案例（含案例序号），以及移植过程中负责人应负的其他义务和持续审查的期限。

- 审查结果非"同意"，签署审查意见通知，内容应包括：伦理委员会的审查结果，对文件资料或证明材料进行补充的要求，或不同意的理由。

- 请主任委员签署姓名和日期。

- 盖伦理委员会专用章。

- 复印一份审查意见通知，原件交移植案例负责人，复印件与送审文件一并存档。

- 将证明材料中的原件退还给移植案例负责人，并由负责人退还给供受双方。

- 上述事宜应在会议后 3 个工作日内完成。

5. 资料归档

- 审查意见通知复印件与送审文件一并存档。

- 将文档放在指定档案柜存放。

六、附件

- 送审通知
- 医院器官移植伦理委员会审查意见通知

七、版本的历史

活体器官移植的审查

SOP 编号	生效日期	撰写者	主任委员
SOP-伦理委员会/版本号	20___-___-___		

主任委员签字：

日期：

附件　送审通知

移植案例伦理审查序号(流水号)：

活体器官类别：

器官捐献人姓名：　　　　　　器官接受人姓名：

双方关系：

实施移植的负责人姓名：

科室：

　　以上活体器官移植案例经_____医院伦理委员会预审,认为材料完整,可以递交伦理委员会进行审查。

　　请在_____(日期)前,完成主审工作。

伦理委员会秘书：

日期：

附件 _____医院器官移植伦理委员会审查意见通知

编号：20____-____

伦理审查序号			
器官捐献人		器官接受人	
器官类别		供受双方关系	
实施移植负责人		科室	
审查时间		审查地点	
审查类别	□初始审查　　□复审		
审查形式	□会议审查　　□紧急会议审查		
会议结果	同意：　票　补充资料后重审：　票　不同意：　票 结论：同意　　　　　　　□ 　　　　补充资料后重审　□ 　　　　不同意　　　　　□		
审查意见	伦理委员会对本例活体器官移植给出以下评审意见和建议： 跟踪审查频率： 　　　　　　　　　　　　　　主任委员/授权者签字： 　　　　　　　　　　　　　　伦理委员会（盖章）： 　　　　　　　　　　　　　　日期：20____年____月____日		

地址：_____省（自治区、直辖市）_____市_____路_____号，邮编：_____

主要参考文献

中文专著

1. 邱仁宗.生命伦理学[M].上海：上海人民出版社,1987.

2. 夏穗生.器官移植学[M].上海：上海科学技术出版社,1995.

3. 格雷戈里·E.彭斯.医学伦理学经典案例(第四版)[M].聂精保,胡林英,译.长沙：湖南科学技术出版社,2010.

4. 杜治政.中华医学百科全书·医学伦理学[M].北京：中国协和医科大学出版社,2020.

5. 朱熹.四书章句集注[M].北京：中华书局,2011.

6. 黄洁夫.中国器官移植发展报告(2019)[M].北京：清华大学出版社,2020.

7. 黄洁夫.中国器官移植发展报告(2020)[M].北京：中国科学技术出版社,2022.

8. 黄洁夫.中国器官移植发展报告(2021)[M].北京：人民卫生出版社,2023.

9. 植木哲.医疗法律学[M].冷罗生,陶芸,江涛,等,译.北京：法律出版社,2006.

10. 亚当·斯密.国富论[M].郭大力,王亚南,译.上海：商务印书馆,2014.

11. 刘学礼.生命科学的伦理困惑[M].上海：上海科学技术出版社,2001.

12. 宋儒亮.脑死亡与器官移植：关联、争议与立法[M].北京：法律出版社,2008.

中文论文

1. 《中国组织工程研究与临床康复》学术部.让昨天告诉今天：器官移植的发展和现状[J].中国组织工程研究与临床康复,2009,13(18)：3411-3412.

2. 郑树森.我国肝移植的现状和展望[J].中华外科杂志,2009,47(1)：27-29.

3. 黄洁夫.中国器官捐献的发展历程与展望[J].武汉大学学报(医学版),2016,37(4)：517-522.

4. 石炳毅. 继往开来,中国器官移植的发展现状——在 2018 年中华医学会器官移植学年会上的报告[J]. 器官移植,2019,10(1):32-35.

5. 黄洁夫. 器官捐献与移植事业的"中国模式"[J]. 中华器官移植杂志,2017,38(3):129-130.

6. 杨威,杜萍,常运立,等. 生命伦理学学科发展的回顾与展望[J]. 中国医学伦理学,2010,23(2):49-50.

7. 王德国,王立榕. 美国医院伦理委员会产生的原因探析[J]. 中国卫生事业管理,2009,26(1):66-68.

8. 冀中. 关于《医院伦理委员会组织规则》(草案)的说明[J]. 中国医学伦理学,1995,(2):43-45.

9. 张琚. 医院伦理委员会及其在我国建立的设想[J]. 中国医学伦理学,1991,(6):32-35.

10. 田冬霞,张金钟. 中国医学伦理委员会研究进展[J]. 中国医学伦理学,2006,19(1):78-81.

11. 樊民胜,奚益群. 医院伦理委员会建设若干问题的探讨[J]. 中国医学伦理学,2007,20(5):9-12.

12. 杨顺良,吴志贤,高霞,等. 我国器官移植伦理委员会的建设与规范化运行思考[J]. 中华移植杂志(电子版),2011,5(2):95-99.

13. 刘永锋. 中国心脏死亡器官捐献工作指南(第 2 版)[J]. 实用器官移植电子杂志,2013,1(1):9-12.

14. 潘灵爱,薛瑾,黄晓波. 潜在器官捐赠供体的转运及器官维护经验总结[J]. 中国现代医生,2017,55(24):115-117.

15. 中华医学会器官移植学分会,中华医学会外科学分会移植学组,中国医师协会器官移植医师分会. 中国心脏死亡捐献器官评估与应用专家共识[J]. 中华移植杂志(电子版),2014,8(3):117-122.

16. 中华医学会器官移植学分会,中国医师协会器官移植医师分会. 中国公民逝世后捐献供器官功能评估和维护专家共识(2016 版)[J]. 中华移植杂志(电子版),2016,10(4):145-153.

17. 中华医学会器官移植学分会. 中国公民逝世后器官捐献流程和规范(2019 版)[J]. 器官移植,2019,10(2):122-127.

18. 中华医学会器官移植学分会. 尸体器官捐献供体及器官评估和维护规范[J]. 器官移

植,2019,10(3)：253 - 362.

19. 李蕾.关于提高中国人体器官捐献率制度的研究[J].山东商业职业技术学院学报，2019,19(2)：63 - 67.

20. 王钢,周洪澜,王伟刚,等.心脏死亡器官捐献供体维护的体会[J].实用器官移植电子杂志,2013,1(5)：282 - 285.

21. 姜涛,郭军,杨杨,等.公民逝世后器官捐献成功与失败的因素分析[J].医学与哲学,2019,40(8)：18 - 21.

22. 李菁菁.我国遗体器官捐献的立法原则与规则构建[J].中国卫生法制,2021,29(5)：83 - 87.

23. 申卫星,王琦.论人体器官捐献与移植的立法原则[J].比较法研究,2005,(4)：34 - 47.

24. 冯龙飞.论公民逝世后人体器官捐献的核心伦理原则[J].自然辩证法研究,2021,37(11)：69 - 75.

25. 张容南.好的死亡为何重要：西方生命伦理学与儒家伦理对话的可能[J].道德与文明,2022(1)：148 - 158.

26. 李晔,苗青.科学与伦理学关系视阈值中的儒家"亲情本位"思想——兼论"普遍伦理"研究的两种思路[J].阴山学刊,2005,18(5)：66 - 70.

27. 冯倩,冯磊.生前预嘱生效决定中的权利冲突与协调路径研究[J].中国卫生事业管理,2019,36(5)：360 - 362.

28. 周德霞,刘剑.亲属参与器官捐献决定的伦理反思[J].医学争鸣,2017,8(5)：56 - 61.

29. 胡蓉.我国志愿者的激励机制探讨[J].成都教育学院学报,2006,20(1)：70 - 72.

30. 周德霞,刘剑.我国人体器官捐献同意模式探讨[J].医学与社会,2017,30(3)：62 - 65.

31. 朱少进,张军,崔英健,等.公众对器官捐献的认知和意愿的调查分析[J].医学理论与实践,2017,30(10)：1556 - 1558.

32. 胡田野.我国人体器官捐赠困境的法律对策[J].上海政法学院学报：法治论丛,2013,28(2)：101 - 106.

33. 段鸿彦,廖祥丽,王晶晶,等.逝世后器官捐献与移植微信会议模式伦理审查探讨[J].医学与哲学,2019,40(22)：37 - 39.

34. 王海波,史赢,周稚烨,等.我国死亡器官捐献与分配工作建设的现状[J].中华器官移植杂志,2021,42(4)：195 - 196.

35. 薛武军.加强具有中国特色器官捐献与获取组织建设,促进我国器官移植事业快速发展[J].实用器官移植电子杂志,2021,9(2)：102-104.

36. 李怀瑞.制度何以失灵——多重逻辑下的捐献器官分配正义研究[J].社会学研究,2020,35(1)：170-193.

37. 胡蝶花,左高山.器官分配中的儿童优先性：争论与辩护[J].医学与哲学,2023,44(15)：16-21.

38. 王洁,张玲,卢建华.器官移植的临床决策难题——医务人员面临的伦理尴尬[J].医学与哲学,2005,26(11)：31-32.

39. 黄伟,叶啟发,曾承.中国器官移植伦理学问题现状及研究进展[J].武汉大学学报(医学版),2017,38(6)：939-942.

40. 江一峰,马磊,张舒雅,等.中国尸体器官和活体器官移植的伦理问题[J].上海医学,2014,37(3)：270-272.

41. 朱伟.反对活体器官移植的伦理论证[J].中国医学伦理学,2006,19(5)：7-10.

42. 蒙舒柳,杨同卫.活体器官移植中变相买卖人体器官的形式与防范[J].医学与哲学,2017,38(8)：25-28.

43. 喻小勇,龚波,唐义红.论我国活体器官移植捐献人知情同意权的保障[J].医学与哲学,2017,38(12)：58-61.

44. 殷晓玲.肾移植受者心理状态调查及心理障碍治疗[J].医药论坛杂志,2007,6(12)：47-48.

45. 吴洪艳.活体器官移植供体短缺心理因素的分析[J].中国组织工程研究与临床康复,2008,12(18)：3519-3522.

46. 江一峰,李啸华,杨红荣,等.43例活体器官移植医学伦理审查回顾性研究与探讨[J].中国医学伦理学,2012,25(5)：577-579.

47. 王海艳.活体器官移植的伦理审视[D].广西师范大学,桂林,2010.

48. 贾石红.器官移植的立法思考[J].法律科学(西北政法学院学报),1997,(2)：83-87.

49. 杜瑞芳.人体器官移植立法问题探讨[J].科技与法律,2003,(3)：74-80.

50. 江文诗,Gomez MP,Paez G,等.数据之美——聚焦全球器官捐献发展趋势[J].中华移植杂志(电子版),2019,13(1)：28-33.

51. 沈中阳,郑虹,侯建存.美国器官移植相关系统简介[J].中华器官移植杂志,2006,(11)：692-693.

52. 彭倩宜,张雷.美国器官捐献新动力——"器官捐献突破性协作"项目[J].山东医药,

2008,48(14)：148－149.

53. 侯峰忠. 美国器官捐献和移植管理体系简介[J]. 中华移植杂志(电子版),2011,5(4)：330－336.

54. Linden PK,蒋婉洁,吴幼民. 美国器官捐献和移植立法主要事件[J]. 中华移植杂志(电子版),2009,3(3)：250.

55. 张玮晔. 西班牙器官捐献组织架构与法律管窥[J]. 实用器官移植电子杂志,2015,3(2)：82－87.

56. 张然. 西班牙模式对我国器官捐献与移植体系的启示[D]. 清华大学,北京,2014.

57. 胡冬梅,悦姣星,黄海. 关于我国建立器官捐献激励机制的思考[J]. 医学与哲学(A),2014,35(8)：20－22.

58. 陈忠华. 25 年磨一见(剑)——环球性器官短缺与移植危机中的中国新(心)路历程[J]. 中华移植杂志(电子版),2010,4(4)：1－8

59. 黄洁夫,叶啟发. 建立中国模式的公民器官捐献体系,为人民群众提供高质量的器官移植医疗服务[J]. 武汉大学学报(医学版),2017,38(6)：861－865.

60. 戴振峰,刘维,马及,等. 器官捐献网络直播的可行性及伦理分析[J]. 医学与哲学,2019,40(3)：38－42.

61. 陈忠华,袁劲. 论自愿无偿器官捐献与脑死亡立法[J]. 中华医学杂志,2004,84(2)：89－92.

62. 赵金萍,武菊芳,刘云章. 我国人体器官捐献的激励机制研究[J]. 中国医学伦理学,2009,22(5)：93－94.

63. 程远,沈爱玲. 我国人体器官移植的补偿机制研究[J]. 医学与社会,2012,25(12)：68－71.

外文论文

1. Barry JM, Murray JE. The first human renal transplants[J]. J Urol, 2006, 176(3)：888－890.

2. A definition of irreversible coma. Report of the Ad Hoc Committee of the Harvard Medical School to examine the definition of brain death[J]. JAMA, 1968, 205(6)：337－340.

3. Rakela J, Fung JJ. Liver transplantation in China[J]. Liver Transpl, 2007, 13(2)：182.

4. Huang JF, Millis JM, Mao YL, et al. A pilot programme of organ donation after cardiac death in China[J]. Lancet, 2012, 379(9818): 862 – 865.

5. Huang JF, Wang HB, Fan ST, et al. The national program for deceased organ donation in China[J]. Transplantion, 2013, 96(1): 5 – 9.

6. Rosner F. Hospital medical ethics committees: A review of their development[J]. JAMA, 1985, 253(18): 2693 – 2697.

7. International summit on transplant tourism and organ trafficking. The Declaration of Istanbul on Organ Trafficking and Transplant Tourism[J]. Clin J Am Soc Nephrol, 2008, 3(5): 1227 – 1231.

8. Delmonico FL, Martin D, Dominguze-Gil B, et al. Living and deceased organ donation should be financially neutral acts[J]. Am J Transplant, 2015, 15(5): 1187 – 1191.

9. Gelb AW, Robertson KM. Anaesthetic management of the brain dead for organ donation[J]. Can J Anaesth, 1990, 37(7): 806 – 812.

10. Rosenblum AM, Horvat LD, Siminoff LA, et al. The authority of next-of-kin in explicit and presumed consent systems for deceased organ donation: an analysis of 54 nations[J]. Nephrol Dial Transplant, 2012, 27(6): 2533 – 2546.

11. Truog RD. Consent for organ donation-balancing ethical obligation[J]. N Engl J Med, 2008, 358(12): 1209 – 1211.

12. Lavee J, Ashkenazi T, Stoler A, et al. Preliminary marked increase in the national organ donation rate in Israel following implementation of a new organ transplantation law[J]. Am J Transplant, 2013, 13: 780 – 785.

13. Boulware LE, Troll MU, Plantinga LC, et al. The association of state and national legislation with living kidney donation rates in the United States: a national study[J]. Am J Transplant, 2008, 8(7): 1451 – 1470.

14. Newton JD. How does the general public view posthumous organ donation? A meta-synthesis of the qualitative literature[J]. BMC Public Health, 2011, 11: 791.

15. Irving MJ, Tong A, Jan S, et al. Factors that influence the decision to be an organ donor: a systematic review of the qualitative literature[J]. Nephrol Dial Transplant, 2012, 27(6): 2526 – 2533.

16. Govert den Hartogh. The role of the relatives in opt-in systems of postmortal organ procurement[J]. Med Health Care Philos, 2012, 15(2): 195 – 205.

17. Trotter JF, Talamantes M, McClure M, et al. Right hepatic lobe donation for living donor liver transplantation: Impact on donor quality of life[J]. Liver Transpl, 2001, 7(6): 485 – 493.

18. Dew MA, Jacobs CL, Jowsey SG, et al. Guidelines for the psychosocial evaluation of living unrelated kidney donors in the United States[J]. Am J Transplant, 2007, 7(5): 1047 – 1054.

19. Lacetera N, Macis M, Stith SS. Removing financial barriers to organ and bone marrow donation: The effect of leave and tax legislation in the U.S. [J]. J Health Econ, 2014, 33: 43 – 56.

20. Venkataramani AS, Martin EG, Vijayan A, et al. The impact of tax policies on living organ donations in the United States[J]. Am J Transplant, 2012, 12(8): 2133 – 2140.

21. Wellington AJ, Sayre EA. An evaluation of financial incentive policies for organ donations in the United States[J]. Contemp Econ Policy, 2011, 29(1): 1 – 13.

22. Youn TS, Greer DM. Brain death and management of a potential organ donor in the intensive care unit[J]. Crit Care Clin, 2014, 30(4): 813 – 831.

23. Ojo AO, Heinrichs D, Emond JC, et al. Organ donation and utilization in the USA [J]. Am J Transplant, 2004, 4 (Suppl 9): 27 – 37.

24. Massie AB, Kucirka LM, Segev DL. Big data in organ transplantation: Registries and administrative claims[J]. Am J Transplant, 2014, 14(8): 1723 – 1730.

25. Wynn JJ, Alexander CE. Increasing organ donation and transplantation: the U.S. experience over the past decade[J]. Transpl Int, 2011, 24(4): 324 – 332.

26. Waterman AD, Anderson C, Alem A, et al. A randomized controlled trial of Explore Transplant at Home to improve transplant knowledge and decision-making for CKD 3 – 5 patients at Kaiser Permanente Southern California[J]. BMC Nephrol, 2019, 20 (1): 78.

27. Cameron AM, Massie AB, Alexander CE, et al. Social media and organ donor registration: the Facebook effect[J]. Am J Transplant, 2013, 13(8): 2059 – 2065.

28. de la Rosa G, Fondevila C, Navasa M. Liver transplantation in Spain[J]. Liver Transpl, 2016, 22(9): 1259 – 1264.

29. Matesanz R, Domínguez-Gil B, Coll E, et al. How Spain reached 40 deceased organ

donors per million population[J]. Am J Transplant，2017，17(6)：1447 – 1454.

30. Matesanz R，Dominguez-Gil B. Strategies to optimize deceased organ donation[J]. Transplant Rev，2007，21(4)：177 – 188.

31. Matesanz R，Miranda B. A decade of continuous improvement in cadaveric organ donation：the Spanish model[J]. J Nephrol，2002，15(1)：22 – 28.

32. Ríos A，López-Navas A，Ayala-García MA，et al. Multivariate analysis to determine the factors affecting the attitudes toward organ donation of healthcare assistants in Spanish and Mexican healthcare centers[J]. Transplant Proc，2012，44(6)：1479 – 1481.

33. Ríos A，Conesa C，Ramírez P，et al. Attitudes of resident doctors toward different types of organ donation in a Spanish transplant hospital[J]. Transplant Proc，2006，38(3)：869 – 874.

34. Delmonico，Francis L，Dominguez-Gil，et al. Statement of the Declaration of Istanbul Custodian Group Regarding Payments to Families of Deceased Organ Donors[J]. Transplantation，2016，100(9)，2006 – 2009.

35. Chkhotua A. Incentives for organ donation：pros and cons[J]. Transplant Proc，2012，44(6)：1793 – 1794.

36. Kessler JB，Roth AE. Organ Allocation Policy and the Decision to Donate[J]. Am Econ Rev，2012，102(5)：2018 – 2047.

37. Billeter AT，Sklare S，Franklin GA，et al. Sequential improvements in organ procurement increase the organ donation rate[J]. Injury，2012，43(11)：1805 – 1810.

38. Li D，Hawley Z，Schnier K. Increasing organ donation via changes in the default choice or allocation rule[J]. J Health Econ，2013，32(6)：1117 – 1129.

39. Kessler JB，Roth AE. Getting More Organs for Transplantation[J]. Am Econ Rev，2014，104(5)：425 – 430.

40. Maggiore U，Oberbauer R，Pascual J，et al. Strategies to increase the donor pool and access to kidney transplantation：an international perspective [J]. Nephrol Dial Transplant，2015，30(2)：217 – 222.

网络文献

1. 中国人体器官捐献管理中心. 捐献志愿登记[EB/OL]. (2020 – 02 – 29)[2021 – 02 –

29]. https：//www. codac. org. cn/index. html.

2. The 63rd World Health Assembly. WHO guiding principles on human cell，tissue and organ transplantation［EB/OL］.（2020 - 05 - 21）［2021 - 12 - 11］. https：//www. who. int/health-topics/transplantation♯tab＝tab_3.

3. Transplantation ASo. AST statement on ethics in organ transplantation［EB/OL］.（2012 - 12 - 06）［2022 - 10 - 11］. https：//www. healthytransplant. com/about-ast/who-we-are/strategic-plan-our-mission/ast-statement-ethics-organ-transplantation.

4. 孔天骄. 全国政协委员王海京：器官捐献严重短缺，大部分患者在等待中去世［EB/OL］.（2020 - 05 - 29）［2021 - 12 - 15］. https：//m. thepaper. cn/baijiahao_7615106.

编后记

器官移植是现代医学最成功的进展之一。对于患者，器官移植是生命的希望；对于捐献者，器官移植是爱的奉献，是生命的延续，有时候也会是无法自主身后事的无奈。对于伦理人而言，器官移植的现实选择和伦理对策却时常是天平两端难以平衡的砝码。器官捐献是否应该得到补偿？器官分配如何让最需要的人优先获得机会？活体器官捐献者是否充分了解对自身的伤害，是否完全出于自愿？当一个人生命的延续是以其他人失去被救治的机会，甚至是以另一个人的健康为代价的时候，这项让无数医者激动万分的治疗技术又让我们不得不停下脚步，进行重新审视和思考。

我们常常囿于医学伦理的两难困境而举步维艰。在很多次器官移植伦理审查的过程中，我们会因为心中两种不同声音的交锋而难以投下代表自己道德观点的一票。如果我同意了，一个活体捐献者将会永远失去自己身体的一部分；如果我不同意，一个期盼生命能够得到延续的人将会陷入痛苦的等待，甚至一直等到生命的终点。于是我们想跳出伦理从业者的视野，从更广阔的社会大众的普遍思维中去寻找打开我们思维局限的钥匙。我们认为这是解决疑惑的正确途径，因为任何伦理抉择都必须基于一个共同的出发点：被社会道德所普遍接受。

有了这个想法以后，我们想做的第一件事就是说出我们的困惑，于是就有了编写这样一本器官移植伦理著作的想法。我们将自己对于器官移植伦理的探索和疑惑用文字进行记录，并试图用通俗的语言去阐述器官移植伦理的历史、发展、现状和可能的未来。我们也尝试用一些案例让枯燥的伦理问题更为具象，并希望引起读者的共鸣。我们把这些文字汇聚到一起，希望可以把这些内容展现在读者面前：器官移植伦理到底是怎么一回事，在它发展的过程中存在过哪些问题，我们是怎样思考的，我们解决了哪些问题，还有哪些问题依然困扰着我们。我们召开了多次编委会全体会议，在图书体例、专项内容讨论等方面深入交流，使全书呈现更为整体的状态面对读者。

　　器官移植伦理仍存在很多挑战，我们始终期待在医学技术进步的同时，通过审慎的伦理审视，最大可能保护捐献者和患者的权益和福祉，同时让更多的人和我们一起思考器官移植的意义和价值，通过这些思考推动器官移植伦理的进步与完善，让生命和爱得到延续。